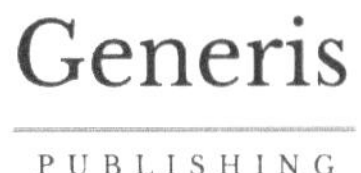

AF448444

Evaluation de la qualité des soins de PTME du VIH

Wankpaouyare GMAKOUBA, CAKPO Hénock,
DJINGUEBEY Raoul

CIP a Camerei Naţionale a Cărţii

Gmakouba, Wankpaouyare.

Evaluation de la qualité des soins de PTME du VIH / Wankpaouyare Gmakouba, Cakpo Hénock, Djinguebey Raoul: Generis Publishing, 2020 (Print on demand). – 88 p. : fig., tab color.

Rez.: lb. fr. – Referinţe bibliogr.: p. 81-85 (46 tit).

ISBN 978-9975-153-11-9.

616.98:578.828HIV(674.3)

G 62

Cover image: www.unsplash.com/photos/PP5nO5gcLdA

Generis Publishing
Online orders: www.generis-publishing.com
Orders by email: info@generis-publishing.com

LISTE DES ABREVIATIONS

ACC	: Accouchement
AFD	: Agence Française de Développement
AME	: Allaitement Maternel Exclusif
ARV	: Antirétroviraux
ATS	: Agent Technique de Santé
BAD	: Banque Africaine de Développement
BIEC	: Bureau Information, Education et Communication
CD4	: Cellule lymphocyte CD4 (Classe de Différenciation type 4)
CDV	: Conseil et Dépistage Volontaire
CNLS	: Conseil National de Lutte contre le Sida
CNS	: Consultation des Nourrissons Sains
CS	: Centre de Santé
COGES	: Comité de Gestion
COSAN	: Comité de Santé
CPN	: Consultation Prénatale
DSIS	: Division du Système d'Information Sanitaire
DSR	: Délégation Sanitaire Régionale
DS	: District Sanitaire
DSRV	: Direction de la Santé de Reproduction et de la Vaccination
DOSS	: Direction de l'Organisation des Services de Santé
ECD	: Equipe Cadre de District
FEAP	: Femme En Age de Procréer
FM	: Fond Mondial
HCR	: Haut-Commissariat des Réfugiés
HD	: Hôpital de District
IEC/CCC	: Information, Education et Communication/ Communication pour le Changement de Comportement
IDE	: Infirmier Diplômé d'Etat
IMC	: International Médical Corps
IST	: Infections Sexuellement Transmissibles
I.O.	: Infections Opportunistes
IOM	: Institut Of Medecine
ISSP	: Institut Supérieur des Sciences de la population

MCD	: Médecin Chef de District
MCH	: Médecin Chef de l'Hôpital
MEG	: Médicament Essentiel Générique
MEPCI	: Ministère de l'Economie, du Plan et de la Coopération Internationale
MFEP	: Ministère des Finances, de l'Economie et du Plan
MSF	: Médecins Sans Frontière
MSP	: Ministère de la Santé Publique
OMS	: Organisation Mondiale de la Santé
ONG	: Organisation Non Gouvernementale
ONUSIDA	: Programme Commun des Nations Unies pour le VIH/SIDA
PCA	: Paquet Complémentaire d'Activités
PF	: Planification Familiale
PMA	: Paquet Minimum d'Activités
PCR	: Polymérase Chain Réaction
PRDS	: Plan Régional de Développement Sanitaire
PSLS	: Programme Sectoriel de Lutte contre le Sida
PTME	: Prévention de la Transmission Mère-Enfant
PVVIH	: Personnes Vivant avec le VIH
SFDE	: Sage-Femme Diplômé d'Etat
SIDA	: Syndrome d'Immunodéficience Acquise
SLM	: Substitut de Lait Maternel
SR	: Santé de la Reproduction
RCS	: Responsable du Centre de Santé
TME	: Transmission Mère-Enfant
TSL	: Technicien Supérieur de Laboratoire
UNFPA	: Fond des Nations Unies pour le Population
UNICEF	: Fond des Nations Unies pour l'Enfance
USAID	: Agence des États-Unis pour le Développement International
VIH	: Virus de l'Immunodéficience Humaine
ZR	: Zone de Responsabilité

RESUME

Le Tchad à l'instar des pays au sud du Sahara est confronté à la pandémie du VIH. Les statistiques indiquent une prévalence du VIH de 3,3% (CNLS, 2014). Pour apporter une réponse efficace contre ce fléau qui menace durablement le développement socioéconomique du pays, le Tchad accompagné depuis 2005 par ses partenaires au développement, a élaboré et intégré dans sa politique nationale de santé un programme dénommé prévention transmission mère-enfant (PTME). Ce faisant ce programme a été introduit dans la région du lac Tchad qui présente une prévalence de 5,5%. Le but de ce programme était de conseiller et dépister 80% des femmes. En 2015, les statistiques de cette région en particulier celui du district de Bagasola montrent que 71% des femmes ont eu recours à la CPN1 avec un taux de dépistage de 51% (CNLS). La prévalence contraceptive est très faible de l'ordre de 0,4% ainsi que la couverture en accouchement assisté 24,3%. En outre le programme n'a permis de protéger que 6,2% des enfants nés des mères séropositives. La faiblesse du programme à produire les résultats escomptés s'explique en partie par une insuffisance de la qualité des soins.

Notre étude a été réalisée dans quatre centres de santé et à l'hôpital du district. Elle a pour but d'évaluer la qualité des soins de la PTME selon une approche participative, cinq années après son implantation dans le district de Bagasola afin de mieux comprendre les résultats produits par ce programme. Pour ce faire un devis qualitatif à visée descriptive a été utilisé. Des entrevues semi-dirigées, complétées par une revue documentaire ont été menées. Les résultats de l'étude ont montré que la PTME a permis des améliorations des taux de couverture en CPN1 et du dépistage des femmes qui sont en progression de 2014 à 2015. Cependant, la mise en œuvre du programme PTME dans le district de Bagasola demeure confrontée à des difficultés majeures : le programme qui est censé fondamentalement protéger les enfants de la TME produit des résultats très mitigés, car très peu d'enfants nés des mères séropositives ont échappé à la TME du VIH. L'étude a révélé beaucoup des insuffisances: la non-conformité des prestations avec les normes retenues par le programme de la PTME, l'insuffisance organisationnelle , l'insuffisance de l'intégration des activités de la PTME aux activités de la SR, l'insuffisance en personnel qualifié pour les soins, des ruptures d'intrants, l'insuffisance en supervision , la faiblesse de la prevention primaire, l'insuffisance en soutien aux personnes affectées par le VIH , l'insuffisance dans la sensibilisation de la population ainsi que des cadres de concertation. Des recommandations ont finalement été formulées face à ces difficultés.

Mots clefs : **Evaluation-Programme-Qualité-TME-VIH -Tchad.**

INTRODUCTION GENERALE

La pandémie du VIH/SIDA demeure toujours un défi majeur en santé publique trente (30) ans après son apparition, bien que la tendance générale actuelle montre une régression sur le plan épidémiologique. Depuis le début de la pandémie, environ 75 millions de personnes ont été infectées, et en 2012, on a estimé à environ 35,3 millions de personnes vivant avec le VIH à travers le monde dont 25 millions en Afrique sub-saharienne avec 1,2 million de décès (ONUSIDA, 2013). Bien que le continent Africain ne compte qu'environ 10% de la population mondiale, force est de constater que c'est le lieu où naissent environ 90% des bébés infectés par le VIH, sous l'effet combiné d'une prévalence élevée de l'infection et d'un fort taux de natalité (Issen & Nkurunziza, 2013). La partie subsaharienne est encore plus frappée par le virus que le reste du continent. C'est pourquoi les gouvernements africains ont mis sur pieds, avec l'appui technique de l'OMS, des politiques publiques dans le but d'endiguer la propagation de ce fléau. Des interventions et des stratégies ont ainsi été initiées et mises en œuvre dans ces pays afin d'inverser la tendance.

C'est ainsi qu'au Tchad, où la séroprévalence est estimée à 3,3% (CNLS, 2014) , le gouvernement a entrepris depuis plusieurs années la riposte au VIH à travers des programmes et des stratégies conformément à la politique nationale de santé. L'une des interventions jugée très efficace dans le domaine de la prévention du VIH est le programme de la prévention de la transmission de la mère à l'enfant (PTME).

Ce programme, une des principales interventions dans la lutte contre le VIH s'est fixé comme objectif général de contribuer à l'amélioration de la prévention et de la prise en charge pour l'élimination de la Transmission du VIH de la Mère à l'Enfant au Tchad. Mais sa mise en œuvre produit des résultats très variés d'une structure sanitaire à une autre. Le district sanitaire de Bagasola fait partie des structures qui présentent des indicateurs très peu satisfaisants en matière de la PTME. Ce district, est situé dans la région du Lac-Tchad où la prévalence du VIH reste élevée (5,3%), comparée à celle du niveau national qui est de 3,3%. La qualité des soins est mise en cause au regard des résultats produits par le programme. C'est pourquoi nous avons jugé nécessaire de faire une évaluation de la qualité des soins du programme de la PTME dans ce district, pour comprendre les résultats produits. Nous espérons que les résultats de ce travail contribueront à améliorer la qualité des services dans la mise en œuvre des activités de la PTME dans ce district. Le document comprend une première partie qui porte sur le cadre théorique et méthodologique, et une deuxième qui porte sur les résultats suivis de la discussion, des recommandations et la conclusion.

PREMIERE PARTIE : CADRE THEORIQUE ET METHODOLOGIQUE

1. PROBLEMATIQUE ET OBJECTIFS

1.1. Problématique

Le Tchad est l'un des pays d'Afrique centrale le plus enclavé. Il couvre une superficie de 1 284 000 km^2 et sa population est estimée à environ 12 668 508 habitants, dont 49,3% d'hommes et 50,7% de femmes. Cette population vit majoritairement en milieu rural (78,1%) (MSP-Tchad, 2013). L'incidence de pauvreté est estimée à 48,5% (MEPCI, 2013). La couverture sanitaire géographique est de 80% et les problèmes majeurs de santé sont le paludisme, les infections respiratoires, la mortalité maternelle et infantile, la malnutrition, et les IST/SIDA (MSP-Tchad, 2012). La séroprévalence du VIH est estimée au niveau nationale à 3,3% , cependant on note des variations d'une région à une autre sur l'étendu du pays (MSP-Tchad, 2013).

La région du Lac Tchad est constituée de deux parties : une partie insulaire comprenant des îles et une partie sur terre ferme faite des villages. Elle est une zone de forte attraction humaine avec une population estimée à 547 762 Hbts repartie sur une superficie de 22 230 Km^2 , soit une densité de 22,6 Hts/Km², à causes de ses terres cultivables (en toutes saisons) et surtout à cause des activités de pêche très intenses (MSP-Tchad, 2013).

Les femmes sont les plus touchées par l'infection à VIH avec un taux de prévalence de 7,4%, contre seulement 4,1% pour les hommes. En outre, les parts de mortalité maternelle et infantile attribuables au VIH sont de 19,7% pour les femmes et de 3% pour les enfants (CNLS, 2014). Ces faits placent le Tchad parmi les pays qui n'ont pas atteint l'objectif d'élimination de la transmission du virus VIH de la Mère à l'Enfant en 2015 (CNLS, 2012).

Face à cette situation critique, le Tchad a entrepris en 2006, la riposte avec l'appui de ses partenaires au développement (UNICEF, UNFPA, OMS, ONUSIDA, FM) et ce, à travers plusieurs politiques publiques et des stratégies visant à y remédier. Parmi ces interventions, figure le programme de la prévention de la transmission mère-enfant du VIH (PTME) qui est considéré par l'OMS comme une des interventions les plus efficaces en matière de réduction de la transmission du virus VIH de la mère à l'enfant. En effet, les analyses ont montré que la PTME peut porter à moins de 5% le taux de contamination mère-enfant du virus de VIH (Coulibaly & Al., 2006). Le programme de la PTME au Tchad s'est donc fixé pour objectif général de contribuer à l'amélioration de la prévention et de la prise en charge pour l'élimination de la Transmission du VIH de la Mère à l'Enfant. L'un de ses principaux objectifs spécifiques est de dépister 80% des femmes ayant été conseillées pour le dépistage du VIH, conformément à la session extraordinaire de l'Assemblé générale des Nations Unies sur le VIH/SIDA en 2001, où les États membres se sont engagés à réduire de 20% en 2005 et de 50% en 2010, la proportion de nourrissons infectés par le VIH, en fournissant des interventions adéquates à 80% des personnes les nécessitant (Issen & Nkurunziza, 2013).

La mise en œuvre des activités du programme se fait à travers quatre piliers qui sont : la prévention primaire, la prévention des grossesses non désirées chez les femmes séropositives en âge de procréer, la prévention de la transmission verticale, ainsi que le traitement et les soutiens psychologiques aux personnes infectées et à leurs familles.

Seulement depuis sa mise en œuvre en 2012, le programme n'a pas produit les effets escomptés. En effet, en 2014 dans le district sanitaire de Bagasola, seulement 72% des femmes enceintes ont eu recours à la consultation prénatale et seulement 51% d'entre elles qui avaient été conseillées, ont accepté de faire le test de dépistage du VIH à l'issu duquel 3,8% étaient déclarées séropositives, alors que l'objectif fixé par le programme pour la CPN1 est de 90% des femmes enceintes et à l'issu, ces femmes devraient être conseillées et dépistées pour le VIH dans le cadre de la PTME. Une des causes principales de cette insuffisance constatée dans la mise en œuvre du programme au niveau du district sanitaire de Bagasola se trouverait au niveau de la qualité des soins produits par les services. L'insuffisance de la qualité des soins a été évoquée dans le plan régional de développement sanitaire (PRDS), en 2012. Ainsi, les insuffisances constatées dans la mise en œuvre du programme ont eu pour conséquences dans les structures sanitaires : un gaspillage de ressources allouées pour les activités, une sous-utilisation des services du programme, une augmentation de la morbidité et une mortalité liées au VIH chez les femmes et chez les enfants. Dans un tel contexte, les communautés ne peuvent que s'appauvrir d'avantage, car elles doivent supporter les charges pour les soins des maladies chroniques et alors qu'elles accusent déjà une baisse de productivité. (MEPCI, 2013).

Ainsi, devant ces constats faits au district sanitaire de Bagasola dans la mise en œuvre de la PTME, nous, nous sommes posé un certain nombre de questions suivantes pour savoir comment les services sont agencés pour produire les résultats ? Quel est le niveau de couverture de la population cible du programme ? Quels sont les facteurs susceptibles d'influencer négativement la qualité des soins offerts par les services de la PTME ? Quelle est, la perception des prestataires et des bénéficiaires vis-à-vis de la qualité des services de la PTME ?

Au regard donc de ces interrogations, il nous a semblé judicieux de procéder à une analyse de la qualité des services du programme de la PTME dans le district de Bagasola pour mieux comprendre ces résultats. Selon Champagne & Al., (2009), la qualité est déterminée par un ensemble d'attributs du processus qui favorisent le meilleur résultat possible en regard des connaissances, de la technologie, des attentes et des normes sociales.

Beaucoup d'évaluations antérieures qui ont porté sur les programmes de la PTME ont souvent mis d'accents sur les résultats produits par les programmes ou encore sur les ressources mobilisées, mais ne s'intéressent que très peu à la qualité des soins fournis : c'est le cas de l'évaluation du programme de la PTME faite au Zimbabwe et qui a porté sur les résultats produits (Orne-Gliemann, 2005), ou encore celle menée en Côte d'Ivoire sur la faisabilité du programme PTME dans un district d'Abidjan (Coulibaly & Al., 2006).

En Thaïlande, Amornwichet (2002) soutient dans une évaluation des structures que l'un des facteurs de succès principaux du programme national de PTME est la large couverture en infrastructures sanitaires du pays. Au Burkina-Faso, les évaluations réalisées par Wedraogo, (2006) et par Benzandry (2007) se sont focalisées respectivement sur le fonctionnement du programme de la PTME au centre médical Saint Camille et sur le processus et les effets dans le district sanitaire du secteur 30.

C'est pourquoi, nous avons opté de faire une étude sur la qualité des soins de la PTME surtout dans le contexte du district sanitaire de Bagasola afin de mieux identifier ses faiblesses et de faire des recommandations pour aider les acteurs à corriger la manière dont les activités sont mises en œuvre. Le but de notre évaluation est donc formatif, c'est-à-dire qu'elle vise à améliorer la mise en œuvre du programme, contrairement à l'évaluation sommative qui analyse plutôt les effets du programme pour en tirer leçons (Pineault & Daveluy, 1990).

Le programme étant en cours d'exécution, nous avons procédé à une évaluation normative conformément à ce que pensent Champagne & Al. (2009) quand ils soutiennent que l'appréciation normative est l'activité par laquelle, on cherche à savoir si une intervention correspond aux attentes. Elle consiste à porter un jugement sur les structures(les ressources mise en œuvre et leur organisation), les processus (services ou bien produits) et les résultats de l'intervention en regard de certaines normes.

1.2.   Objectifs de l'évaluation

L'objectif général de l'étude est d'analyser la qualité des soins qui sont fournis par les services de la PTME dans le district sanitaire de Bagasola afin de mieux comprendre les résultats produits et de faire des suggestions pour leur amélioration.

Plus spécifiquement, il s'agit de:

1.   Analyser l'organisation des services de soins de la PTME mettant en exergue la continuité, la globalité, l'accessibilité, l'intégralité des soins, ainsi que la coordination des activités de la PTME dans le district sanitaire de Bagasola ;

2.   Analyser la qualité technique des prestations faites par les agents de santé dans la mise en œuvre du programme de la PTME ;

3.   Evaluer le niveau de satisfaction des acteurs impliqués dans mise en œuvre du programme de la PTME dans ce district ;

4.   Evaluer l'environnement physique des lieux où se déroulent les soins ainsi que l'humanisation des services dans le DS de Bagasola ;

5.   Identifier les facteurs contextuels (politique, culturelle, et religieux) à même d'influencer positivement ou négativement la mise en œuvre de la PTME.

1.3.   Questions d'évaluation

Afin de procéder à une bonne évaluation, la détermination des questions est une étape d'importance capitale, car la qualité des résultats obtenus à l'issu de l'évaluation dépendra fortement des questions. Pour ce faire, nous avons formulé les questions suivantes :

1. Les services de la PTME assurent-est-ils la continuité et la globalité des soins dans le DS de Bagasola ?

2. L'offre des soins de la PTME dans le district sanitaire de Bagasola est-elle intégrale et accessible aux populations ciblées ?

3. Le personnel du district sanitaire de Bagasola dispose–t-il des compétences et de la technologie nécessaires pour une exécution normale des activités de la PTME?

4. Comment se fait la coordination des activités de la PTME dans le district sanitaire de Bagasola?

5. Quelle est la perception des bénéficiaires sur l'humanisation des services et sur l'environnement physique des lieux où sont fournis les soins de la PTME dans ce DS ?

6. Quels sont les facteurs contextuels (politique, culturelle, et religieux) qui favorisent ou qui entravent la mise en œuvre des activités du programme dans ce district sanitaire ?

2.   REVUE DE LA LITTERAURE

Dans le cadre de notre étude qui vise l'analyse de la qualité des soins produits dans le cadre du programme de la PTME; nous avons procédé à une revue de la littérature sur les évaluations antérieures des programmes de la PTME, notamment celles qui ont porté sur le processus, parce que l'appréciation de la qualité des soins d'une intervention se fait à travers l'évaluation des processus de soins et de services mis en place dans le cadre de cette intervention.

Cette revue nous a permis de ressortir quelques points saillants utiles pour la suite de notre travail.

L'importance du programme de la PTME dans la lutte contre le VIH n'est plus à démontrer, car la transmission mère-enfant du VIH, reste l'une des quatre principales voies reconnues pour la transmission du VIH. Pour Issen et Nkurunziza (2013), la prévention de la transmission mère enfant du VIH, préconisée par l'OMS comme l'une des stratégies les plus efficaces dans la lutte contre le VIH/ SIDA, fait l'objet d'une attention de plus en plus importante, aussi bien au niveau international, régional que national ; et Meda (2010) de renchérir que le programme de la PTME est aujourd'hui un programme qui fait l'objet d'une attention toute particulière, surtout, à l'échelle internationale. Comme la plus part des programmes de changement, sa mise en œuvre rencontre assez de difficultés dans les pays en voie de développement en général et ceux de l'Afrique subsaharienne en particulier ; car faire face à un problème de santé aussi complexe que celui du VIH signifie pour ces pays, avoir des systèmes de santé opérationnels réagissant de manière appropriée aux besoins de toutes les couches de la population. Les difficultés les plus souvent rencontrées concernent les aspects qui sont développés dans les paragraphes ci-après.

2.1. Les ressources humaines dans la mise en œuvre de la PTME

Un des défis majeurs rencontré dans la mise en œuvre des programmes de la PTME, voir leur extension ainsi que la qualité de leurs soins, réside dans le manque en matière de ressources humaines pour la santé tels que les médecins, les infirmiers diplômés d'Etat, les sages-femmes, le personnel œuvrant dans la communauté et autre personnel d'appui (OMS, 2012) . Aussi, dans de nombreux pays en développement, aux ressources limitées et gravement affectés par l'épidémie de VIH/SIDA, le personnel soignant est insuffisamment formé, rarement supervisé et soutenu dans ses activités de routine. Finalement sa capacité à intégrer de nouveaux services de santé comme la PTME est souvent remise en cause.

En plus, dans ces pays , faisant face à une crise du secteur de la santé, tel que le Zimbabwe, il est impossible d'exiger du personnel en place la responsabilité de services de santé toujours plus nombreux, alors qu'il est souvent déjà en nombre insuffisant, débordé et parfois peu motivé (Orne-Gliemann, 2005).

Alors, le personnel de santé en charge des soins doit recevoir le plus souvent des formations continues, des connaissances, un soutien de la part des gestionnaires de programme et de superviseurs pour exécuter avec compétence ses tâches et améliorer ainsi la qualité des services. Egalement, une supervision régulière du personnel pourrait lui permettre d'accomplir avec adéquation et efficacité ses tâches et de mieux satisfaire les besoins des patients. C'est le point de vue de Touré, (2007) qui affirme que la politique nationale de santé, et à fortiori de la PTME, ne pourra être mise en œuvre de façon satisfaisante qu'avec l'amélioration du contingent en ressources humaines.

Cette amélioration doit viser autant la quantité que la qualité des ressources humaines pour la santé, lors de leur formation initiale. Ainsi, la rentabilité des programmes de la PTME, la pérennisation et l'intégration des activités de la PTME seraient favorisées par l'introduction des thématiques de PTME dans la formation initiale du personnel médical et infirmier(Orne-Gliemann, 2005).

2.2. L'organisation des services de l'offre de la PTME

2.2.1. L'intégration des services de la PTME aux autres activités de soins

Kedote (2007), après ses travaux menés au Benin, souligne qu'il est possible de jouer sur l'organisation des services de santé dans le cadre du programme de la PTME pour améliorer la façon dont le programme est implanté tant dans les centres privés que publics, sans que cela ne représente un ajout net de ressources. Il en est de même pour l'amélioration de la qualité du conseil et du dépistage, de l'implantation du processus interne d'apprentissage organisationnel et de la coordination des services. A cet effet, une bonne organisation devrait permettre un agencement cohérent et efficace des services et les rendre performants. Au cas échéant, les services ne pourront produire les résultats escomptés. C'est pourquoi Touré (2007), souligne dans ses travaux que le mode de gestion et l'organisation de l'offre de service ne permettent pas aux structures de soin de santé de la reproduction de fournir un paquet de services de qualité intégrant la PTME, qui finalement reste victime de l'approche verticale utilisée durant les premières années de son introduction. Mais l'élément fondamental d'intégration des services de PTME réside dans la pratique quotidienne du personnel de santé, c'est pourquoi Gliemann (2005), pense qu'au Kenya et en Zambie, le personnel de santé ne dispensait pas l'ensemble des messages de prévention du VIH ou de planning familial lors de son contact avec les femmes enceintes ou après l'accouchement, créant un grand nombre d'opportunités manquées de prévention.

2.2.2. La continuité et la globalité des soins de la PTME

En Côte-d'Ivoire, une évaluation du programme de la PTME portant sur deux structures sanitaires différentes a révélé que : la proportion des femmes ayant bénéficié de l'intervention PTME varie selon les sites. Cette dite proportion représente 48,7 % des femmes infectées par le VIH qui étaient venues chercher leurs résultats à Yopougon et 27,2 % à Koumassi/Marcory (qui est un centre ne pratiquant pas le test, mais fait le counseling et réfère les femmes dans un autre centre pour pratiquer le test).

Cette évaluation a conclu que les résultats sont meilleurs lorsque le suivi prénatal, l'accouchement et le suivi post natal se déroulent dans la même structure avec une même équipe, du conseil post test au suivi de l'enfant, avec l'aide des associations. Pour cela il est important que tout le personnel d'une même structure ait une formation commune en matière de la PTME avec l'élaboration en commun des modalités pratiques de l'intervention, du dépistage au suivi des enfants et des mères.

Cette évaluation a aussi confirmé que la PTME permet bien de réduire de moitié la transmission du virus de la mère à l'enfant car sur 200 enfants à risque d'infection, 95 ne sont pas finalement infectés après accouchement soit environ 50% des accouchements chez les femmes séropositives, d'où l'importance d'une couverture complète des accouchements et un dépistage pour le VIH de toutes les femmes enceintes (Coulibaly & Al., 2006).

Mais, seulement la faible attention accordée à la qualité des services offerts dans le cadre des programmes de la PTME ne permet pas d'assurer une prise en charge continue des femmes et des enfants, d'où une perte importante le long de la cascade de prise en charge.

Egalement, la référence des femmes enceintes séropositives à la file active du centre médical de Samandin pour l'enregistrement et le traitement ARV demeure aussi un défi à relever pour la continuité des soins dans l'espace selon divers prestataires de soins de la PTME. Cette référence occasionnerait de long trajet et des perdus de vue expliquant ainsi la faible fréquentation des services de la PTME (Kaboré, 2014).

Pour Touré, (2007), la faible utilisation des services mis en place par le programme de prévention de la transmission mère enfant du VIH, serait plutôt liée à des problèmes de communication , car le taux d'acceptation du test de dépistage du VIH chez les femmes enceintes tourne autour de 51% et le taux effectif de dépistage du VIH chez la même cible venue en CPN dans les sites PTME du district sanitaire de Kolda au Sénégal est de 22,5%.

Ainsi, la communication en termes de sensibilisation en matière de santé publique est une stratégie de promotion de la santé permettant de créer un contexte favorable à l'acceptabilité et l'utilisation d'un service de santé au sein d'une communauté donnée. En effet ; en matière de PTME, comme de toute intervention de prévention du IST/SIDA, il s'agit d'une phase essentielle d'information, de discussion, de rectification des idées préconçues ou erronées sur les facteurs de risque du VIH ou les moyens médicaux et comportementaux pour prévenir les nouvelles infections. Aussi, la mobilisation communautaire constitue une étape fondamentale mais complexe de la mise en œuvre des services de PTME.

2.2.3. L'accessibilité aux services de la PTME

L'accessibilité aux services de santé peut être temporelle, géographique, financière ou socioculturelles. Mais quelle que soit sa cause, l'inaccessibilité aux structures de santé constitue un obstacle quant à l'utilisation des services de santé.

En effet , la plupart des difficultés et des contraintes dans l'accessibilité et l'utilisation des services de PTME au Zimbabwe sont systémiques et dépendent largement de l'état du système de santé, par opposition au fonctionnement des interventions de PTME en elles-mêmes (Orne-Gliemann, 2005). Ainsi le système de santé à lui seul ne saurait être un facteur déterminant pour la réussite dans la mise en œuvre de la PTME en tant que politique publique, d'autres facteurs pourraient également interagir dans la mise en œuvre des programmes.

En Thaïlande, un des facteurs de succès principaux du programme national de PTME est la large couverture en infrastructures sanitaires du pays. De ce fait, l'accessibilité aux soins prénatals dans les pays en développement reste bien plus faible (Amornwichet, 2002). Les services de santé dans l'ensemble ne peuvent produire de résultat escompté sans le minimum de conditions requises à savoir les ressources humaines qualifiées, le matériel, les médicaments, les ressources financières, mais aussi les infrastructures. D'autres facteurs doivent toutefois être pris en compte (l'environnement). Sombié, (2006), quant à lui, s'appuyant sur les travaux de Walt et Gilson (1994) pense que le succès dans la mise en œuvre des politiques publiques réside dans le contenu de la politique, la stratégie d'implantation, le contexte dans lequel elles se déroulent et les acteurs influents par rapport à cette nouvelle politique. Il ne fait l'ombre d'aucun doute que le contexte façonne la mise en œuvre d'un programme ou d'une intervention.

2.2.4. Les intrants pour la mise en œuvre de la PTME

La plupart des interventions de la PTME, dans le contexte de l'Afrique subsaharienne manquent des réactifs, des médicaments ou autres équipements pour mener à bien les activités, au point où Meda (2010) affirme que la situation de rupture de stocks en intrants pour la PTME semble être devenue une norme dans de nombreux programmes nationaux.

Ainsi, les programmes de la PTME qui visent beaucoup plus à éliminer les nouvelles infections à VIH des enfants et à les maintenir, ainsi que leurs mères, en vie et en bonne santé, dépendent fortement de la disponibilité des antirétroviraux et consommables, et des technologies employées dans les tests de dépistage (réactifs), du compteur des lymphocytes (CD4), y compris dans les diagnostics infantiles précoces (PCR). Dans plusieurs pays, l'accès à ces produits est limité, et les systèmes de gestion des chaînes d'approvisionnement sont débordés et incapables de satisfaire la demande (OMS, 2012).

C'est ce que démontre Bicaba, (2010) en concluant dans ses travaux que 70,59% des formations sanitaires ont connu des ruptures en réactifs pour le dépistage rapide du VIH durant l'année 2009 dans le district sanitaire de Nouna au Burkina Faso.

2.3. Le concept de la qualité des soins

La qualité des soins n'est pas une dimension facile à mesurer. De plus, le niveau optimal de qualité ne fait pas l'objet d'un consensus universel. En effet, la qualité des soins est dépendante des ressources humaines et financières, des normes professionnelles, des normes des établissements ainsi que des structures disponibles en matière d'équipements, de technologies, etc. Ces variables peuvent différer d'un pays à l'autre ou d'un établissement à l'autre. Selon Langlois (2015), la médecine est fortement innovante, de sorte que 10 % des pratiques recommandées en 2000 sont aujourd'hui considérées comme des erreurs.

De ce fait, l'évolution et les changements technologiques rapides imposent aux systèmes de santé une révision constante des normes de qualité.

Ainsi, parmi les nombreuses raisons évoquées pour améliorer continuellement la qualité des soins de santé offerts dans une structure sanitaire, quelques-unes retiennent notre attention. Par exemple, l'amélioration de la qualité des soins tout en protégeant la santé des patients et des prestataires, demeure un facteur d'attraction pour les patients. Au-delà , elle contribue à maintenir les atouts de l'organisation, à encourager l'efficacité et assurer la réduction des coûts (USAID, 2006).

2.4. Les modèles d'analyse de la qualité des soins de santé

L'appréciation de la qualité vise essentiellement l'analyse des processus de soins et de services, bien qu'elle puisse aussi s'intéresser, indirectement à l'analyse de la structure et des résultats (Champagne & Al., 2009). De ce fait, plusieurs auteurs ont proposé des cadres d'analyse de la qualité des soins. Ces cadres intègrent différents critères sur lesquels l'évaluateur peut se baser pour analyser la qualité des soins dans le domaine de la santé.

2.4.1. L'évaluation de la qualité selon Martinez

Martinez, (2001), s'inspirant des travaux de Avedis Donabedian (1980, 1982,1996), un des grands auteurs connu pour ses travaux sur la théorie de la qualité des soins de santé, aborde l'évaluation de la qualité des soins selon une triple approche: structures, procédures, résultats. En effet, l'amélioration de la qualité des soins nécessite de disposer de bonnes structures (matérielles, humaines et organisationnelles), d'utiliser les bons processus de soins. Elle doit conduire à de meilleurs résultats. Néanmoins, une difficulté persiste dans cette approche : des structures et des processus de qualité garantissent-ils de bons résultats ? Des bons résultats sont-ils nécessairement liés à des structures correctes et à une délivrance des soins optimaux ?

Alors, en guise de réponse, la pratique nous montre que cela n'est pas automatique: de bons résultats peuvent survenir après un traitement inadéquat. Par exemple lors d'une prescription antibiotique pour affection virale, lorsque la guérison est obtenue naturellement et réciproquement, des résultats médiocres (décès des patients) sont compatibles avec la réalisation d'un processus de soins excellent dans des structures de soins de très grande qualité (cas des pathologies cancéreuses incurables). Il est donc nécessaire d'objectiver préalablement le lien entre structures et processus d'une part, processus et résultats d'autre part, avant de déterminer les différents critères d'évaluation de la qualité des soins (Martinez, 2001). Notons, que ce cadre proposé par Martinez ne met pas un accent sur les aspects organisationnels des services pour produire des soins de qualité. Aussi, la relation soignant-soigné très importante pour apprécier la qualité des soins n'est pas prise en compte dans ce cadre d'analyse.

2.4.2. Les critères d'évaluation de la qualité des soins selon L'OMS

Pour évaluer la qualité des soins des services de santé de la reproduction, l'OMS retient les critères suivants :

- La disponibilité et l'accessibilité des services

- La compétence technique des prestataires de soins

- La continuité des soins dans le temps et dans l'espace

- La disponibilité des intrants, matériels et équipements

- La complétude des soins

- La participation des patients à la prise de décision

- La nature de la relation entre le prestataire et le patient

- L'acceptation des services par les bénéficiaires

- La promotion et la protection de la santé

- Le soutien des prestataires de soins

- L'information et les conseils aux patients

L'OMS retient ces critères comme éléments à prendre en compte dans une évaluation de la qualité des soins de santé de la reproduction. Ce cadre n'accorde pas d'importance à la coordination des activités d'une intervention qui reste un facteur non négligeable dans le bon fonctionnement des services favorisant ainsi des prestations de qualité.

2.4.3. L'évaluation de la qualité selon Champagne

« *La qualité est déterminée par un ensemble d'attributs du processus qui favorisent le meilleur résultat possible en regard des connaissances, de la technologie, des attentes et des normes sociales* » (champagne, 2009, p. 79). Se référant aux résultats des travaux de Donabedian, Champagne & Al, affirment que le concept de qualité comporte trois dimensions: technique, interpersonnelle et organisationnelle (organisation de l'offre des soins).

La dimension technique correspond à la justesse du choix des services ou des activités et à leur exécution compétente. Ainsi, l'appréciation de la qualité technique vise à répondre aux questions suivantes : est-ce que les services ou activités correspondent aux besoins des bénéficiaires ? Est-ce que ceux qui fournissent les services le font de façon compétente ?

Quant à la dimension interpersonnelle, elle correspond dans le cas du système de santé aux relations psychologiques et sociales qui existent entre le pourvoyeur de soins et les bénéficiaires. Cette dimension comporte tout ce qui est humanisation des services, de la courtoisie, de la qualité des communications.

La dimension organisationnelle, à son tour, concerne l'organisation de l'offre de soins et porte sur les conditions dans lesquelles les services sont offerts. Cinq aspects sont pris en compte : la globalité et la continuité des soins lors d'un épisode de soins, l'accessibilité aux services (accessibilité géographique, temporelle, financière et sociale), l'intégralité ou l'étendue des services offerts dans le cadre de l'intervention et la coordination du système de prise en charge.

En somme, les normes organisationnelles font référence aux pratiques et à la technologie, mais aussi aux valeurs morales et aux attentes individuelles. Ce modèle semble plus pertinent pour une analyse des soins de santé, car il prend en compte l'exhaustivité des aspects de la qualité à évaluer à différents niveaux des soins. Aussi, elle fait ressortir certains aspects qui concourent indirectement à la qualité des services à savoir la coordination des activités qui est un élément à même d'assurer la disponibilité des ressources pour une continuité des soins, et donne une bonne accessibilité aux soins. Egalement, la relation interpersonnelle est prise en compte, quand on connaît le rôle qu'elle peut jouer dans la satisfaction des bénéficiaires des soins.

2.4.4. L'évaluation de la qualité des soins selon l'IOM

Selon Or & Com-Ruelle, (2008), l'IOM définit la qualité comme étant la capacité des services de santé destinés aux individus et aux populations d'augmenter la probabilité d'atteindre les résultats de santé souhaités, en conformité avec les connaissances professionnelles du moment.

Les concepts utilisés dans cette définition méritent quelques explications. Le terme « services de santé » se rapporte à toute une gamme de services en rapport avec la santé, y compris les maladies mentales. La définition s'applique à tous les types de prestataires de soins (médecins, infirmières, paramédicaux) et de structures sanitaires (hôpital, centre de santé etc.). Le fait de mettre le malade au centre des prestations de soins amène à envisager différentes perspectives. D'une part, il s'agit d'améliorer la qualité des soins fournis par les prestataires et d'autre part, l'attention doit être prêtée à la qualité du soin à travers le système entier. La définition souligne que les soins de bonne qualité augmentent la « probabilité » de résultats souhaités : ce qui n'est pas souvent vrai dans le domaine de la santé où on s'attend toutefois à ce que les services fournis apportent plus de bien que de mal. Se concentrer sur les résultats, exige des cliniciens de fournir des soins pertinents (compétence technique) en tenant compte des préférences et des valeurs de leurs patients. Egalement, les « connaissances professionnelles du moment » impliquent que les professionnels de santé se tiennent à la hauteur d'une bonne formation médicale et qu'ils emploient leurs connaissances convenablement.

De ce fait, la définition de l'IOM est plus limitée que celle de Donabedian qui vise à maximiser « le bien-être des patients », mais plus large en termes d'approche puisqu'elle intègre la promotion de la santé et la prévention, pour les individus et la population, en plus des soins curatifs destinés aux patients. Par ailleurs, notons que la définition de l'OMS, comme la plupart des cadres nationaux, introduit la notion d'efficience (au meilleur coût pour le même résultat) dans la définition de la qualité tandis que l'IOM défend l'idée selon laquelle la préoccupation des ressources disponibles ne doit pas intervenir dans la définition de la qualité. En effet, la définition de la qualité des soins a évolué au cours des deux dernières décennies en intégrant les points de vue des différents acteurs, mais celui des patients en particulier. La qualité est donc une notion multidimensionnelle. Ainsi, les principales dimensions retenues dans ce cadre d'analyse peuvent être regroupées dans cinq catégories : efficacité, sécurité, réactivité, accès et efficience. Ces dimensions englobent souvent une série d'autres dimensions parfois nommées différemment selon les cadres, telles que la pertinence, la ponctualité (timeliness), l'aptitude (patient centeredness), la continuité, la satisfaction, la compétence technique, etc. (Or & Com-Ruelle, 2008).

En somme, en parcourant les différents cadres d'analyse de la qualité proposés par les différents auteurs, nous pensons que celui proposé par Champagne & Al., (2009) qui prend en compte la dimension technique, la dimension interpersonnelle ainsi que la dimension organisationnelle nous semble plus idéal pour analyser la qualité des soins d'une intervention dans le domaine de la santé. Ce cadre contrairement aux autres intègre plusieurs aspects permettant d'apprécier la qualité des soins dans le domaine de la santé. Dans notre étude, nous avons analysé la qualité des soins de la PTME produits par les prestataires dans le district sanitaire de Bagasola conformément au cadre d'analyse proposé par Champagne & Al (2009).

3.   CONTEXTE GENERAL DE L'ETUDE

3.1. La présentation générale du Tchad

Le Tchad situé au cœur du continent africain est un pays enclavé qui s'étend sur 1 284 000 km2. Il partage ses frontières avec six pays : la Libye au nord, le Soudan à l'est, le Niger, le Nigeria et le Cameroun à l'ouest, la République Centrafricaine (RCA) au sud.

La population du Tchad est estimée en 2009 à 11 274 106 habitants avec un taux d'accroissement annuel de 3,1%, ce qui permet d'estimer la population du pays à 12 100 453 habitants en 2011. Près de la moitié (47 %) est concentrée sur seulement 10 % de la superficie totale, dans le sud du pays. Près de 78,3% de cette population vit en milieu rural, le reste vit dans la capitale N'Djamena et dans quelques grandes villes (Abéché, Moundou, Sarh, Bongor, Doba) (MFEP, 1993).

Les données du Recensement général de la population et de l'habitat indiquent que la population âgée de moins de 18 ans représente 57% du total. De même, la population tchadienne compte plus de femmes 50,7 %, que d'hommes 49,3 %, soit près de 97 hommes pour 100 femmes. Selon MFEP (2006), plus de la moitié de la population vit avec moins d'un dollar par jour. L'incidence de la pauvreté alimentaire est de 55%. Cette pauvreté atteint plus particulièrement les femmes (MFEP, 2009). Les taux de mortalité maternelle et infantile au Tchad sont parmi les plus élevés du monde et ont même augmenté à partir des années 1990.

Le taux de mortalité maternelle était estimé à 1 099 pour 100 000 NV (MFEP, 2004) , en aggravation par rapport au taux antérieur qui est de 827 (MFEP, 1998). Quant au taux de mortalité néonatale , il a été estimé à 39 pour 1 000 (MFEP , 2004).

Le système de santé au Tchad est de type pyramidal à 3 niveaux comme dans la plus part des pays en Afrique subsaharienne : un niveau central, un niveau intermédiaire et un niveau périphérique. Il repose sur le développement des districts sanitaires, comme unité fonctionnelle du système :

> **Le niveau central :** organisé autour du cabinet du ministre de la santé publique, du secrétariat général, des directions centrales. il définit la politique sectorielle de santé du pays, assure la coordination technique et administrative des services.

> **Le niveau intermédiaire :** comprend les délégations sanitaires régionales qui ont pour mission la mise en œuvre de la politique sectorielle en les adaptant aux réalités locales. Elles coordonnent les activités du niveau périphérique.

> **Le niveau périphérique :** est représenté par les districts sanitaires qui sont les entités opérationnelles déconcentrées du système de santé ; il est chargé de la mise en œuvre des programmes de santé. Ce niveau prend en charge 80 à 90% des problèmes de santé du pays. Le niveau périphérique est divisé en deux échelons, le premier échelon représenté par le centre de santé est la porte d'entrée dans le système de santé. Il offre un certain nombre de prestations qu'on regroupe sous le nom de paquet minimum d'activité (PMA) dont la CPN au décours de laquelle se pratique beaucoup plus la PTME.

Le deuxième échelon de soin est l'hôpital de district qui offre le paquet complémentaire d'activités (PCA) à savoir les interventions chirurgicales, les examens de laboratoire, l'imagerie médicale, la transfusion sanguine, l'hospitalisation des malades, et la gestion des références et contre références. Le pays compte 85 districts sanitaires (DS) dont 67 fonctionnels et 1073 zones de responsabilité (ZR) dont 773 fonctionnelles (MSP-Tchad, 2014).

3.2. La présentation du district sanitaire de Bagasola

Situé à l'Ouest de la Délégation Sanitaire Régionale du Lac, le district sanitaire de Bagasola est l'un des cinq districts que compte la délégation. Il fait frontière avec : le district sanitaire de Liwa au Nord; la République du Nigeria à l'Ouest; le district sanitaire de Bol à l'Est ; et la République du Cameroun au Sud.

Sur le plan administratif, le département de Kaya qui abrite le district sanitaire de Bagasola compte deux sous-préfectures: la sous- préfecture urbaine de Bagasola et la sous- préfecture rurale de Ngouboua ;

Sa population est estimée à environ 109 282 habitants en 2015 et repartie dans 470 villages, environ 80% de cette population vit en milieu rural. (MFEP, de 2009), cette population prend en compte les populations retournée, déplacée et refugiée venues du Nigéria estimées à environ 32 689 habitants.

Tableau 1: Les données démographiques du DS de Bagasola.

Cibles	Population 2014	Population 2015
FEAP	24 755	24 835
Grossesses attendus	4 560	4 575
ACC attendus	4 451	4 466
Population totale	108 929	109 282

(Source : rapports du DS de Bagasola2014 et 2015)

Sur le plan sanitaire le district compte 17 zones de responsabilité (ZR) dont 14 fonctionnelles (82,3%). Au total, 12 centres de santé (85,7%) offrent les services de la PTME sur les 14 centres fonctionnels que compte le district sanitaire. Tous les centres de santé fonctionnels sont tenus par des IDE ou des ATS. La promiscuité des populations déplacées, l'insécurité alimentaire, les mauvaises conditions d'hygiène avec l'accès difficile à l'eau potable aggrave la vulnérabilité de ces populations suffisamment rongées par la pauvreté. Ainsi les maladies prédominantes sont le paludisme, les infections respiratoires, les maladies diarrhéiques, les infections à VIH, la malnutrition etc.

Il s'agit d'une localité dont les principales activités économiques reposent sur le commerce, l'agriculture, l'élevage et sur la pèche. La proximité avec le Nigeria, le Cameroun constitue pour elle une réelle opportunité économique.

Les principaux groupes ethniques qui composent la population sont : Kanembous, Boudoumas, Kouris et quelques nomades, les Goranes, les Arabes et les Foulbés. On rencontre également dans les Îles, des différents groupes ethniques venant du Niger, Nigeria, Cameroun, Burkina-Faso, Bénin, Mali, Togo et Ghana etc.

3.3. Le contexte qui a prévalu à la mise en œuvre de la PTME au Tchad

Selon le ministère de la santé publique du Tchad, en 2005 ,l'analyse de la situation du VIH et du SIDA a révélé une épidémie généralisée de type évolutif avec des disparités régionales comme un peu partout dans les pays d'Afrique subsaharienne, de même qu' au Burkina-Faso (MSP-Burkina, 2011).

Au niveau national la prévalence du VIH dans la population générale était estimée à 3,3% (MSP-Tchad, 2005), en absence d'une enquête de séroprévalence récente, l'ONUSIDA et l'OMS dans leurs rapports de 2010 estiment la séroprévalence à 3,4% [2,8-5,1] dans la population générale.(CNLS, 2012). Aussi on note des grandes variations dans le taux de séroprévalence d'une région à une autre, allant jusqu'à 8% dans la capitale (N'Djamena).

Ces variations se font remarquer également selon des groupes cibles et du lieu de résidence :

le taux est de 7,0 % en milieu urbain et 2,3% en milieu rural.

Dans la répartition par sexe, le taux de prévalence est plus élevé chez les femmes avec 4,0 % contre 2,6 % chez les hommes. D'une manière globale, la prévalence par groupe d'âge va de 1,9 % chez les plus jeunes (15-19 ans) à 4,6 % chez les 25-29 ans et 3 % chez les 45-49 ans (MSP-Tchad, 2005).

Quant aux connaissances sur le VIH, 7 % des femmes et 21 % d'hommes ont une connaissance complète du VIH et du SIDA et 60 % d'hommes contre seulement 27 % des femmes citent l'utilisation des condoms comme moyen de prévention. Par ailleurs ,56 % des femmes et 81% d'hommes optent pour la fidélité à un partenaire. (MSP-Tchad, 2005).

Toutes ces données que nous avons présentées ne traduisent pas exactement ce qui prévaut sur le terrain car, le bas niveau d'instruction, l'ignorance, et la pauvreté font que les populations adhèrent peu au dépistage volontaire (CDV) d'où le faible taux de dépistage dans la population générale. (MSP-Tchad, 2005).

Tableau 2 : Les indicateurs sur le VIH et le SIDA au Tchad

Indicateur	Valeur	Année	Source
Nombre de personnes vivant avec le VIH	206 467	2010	Projections de Spectrum
Nombre estimé des PVVIH ayant besoin d'ARV	97 196	2010	Projections de Spectrum
Prévalence du VIH parmi les femmes enceintes vues en CPN	3,4%	2010	Rapport des sites de surveillance sentinelle
Nombre de femmes enceintes VIH séropositives donnant naissance par an	15 758	2011	Projections de Spectrum
Nombre estimé de nouvelles infections du VIH pédiatriques par an	656 (1 à 4 ans)	2010	Projections de Spectrum
Nombre estimé d'enfants âgés de moins de 5 ans vivant avec le VIH	11 965	2010	Projections de Spectrum
Taux de mortalité chez les moins de 5 ans attribuable au SIDA	3%	2008	OMS (2011)

Face à l'épidémie du VIH et son impact sur le développement, le Tchad a opté pour une réponse multisectorielle et décentralisée. Il a donc mis en place le Secrétariat Exécutif du Conseil National de Lutte contre le Sida (CNLS) avec ses démembrements dans les régions et les départements afin de mieux coordonner cette riposte.

Ainsi, la riposte nationale au sida est organisée à travers la multisectorialité avec l'implication des organisations à base communautaires ou confessionnelles, les associations des PVVIH et de lutte contre le sida, le secteur privé et les ONG. Ces organisations constituent le système communautaire au Tchad.

En matière de prise en charge médicale, à l'instar de la plupart des pays de la sous-région, l'approche district a été adoptée. Elle consiste au renforcement des capacités de chaque District de Santé (DS), son équipe cadre (ECD) dans la planification, la mobilisation de la communauté, la coordination des activités et au renforcement du plateau technique aux fins d'organiser et d'offrir une prise en charge globale aux PVVIH. L'un des programmes de la lutte contre le VIH mis en œuvre par le district sanitaire est le programme de la prevention de la transmission mère enfant du VIH (PTME), reconnue très efficace et à même de contribuer à endiguer la propagation du VIH.

3.4. La présentation du programme de la PTME

La Prévention de la Transmission Mère-Enfant du VIH (PTME) est un paquet d'activités permettant de prévenir la transmission du virus de la mère à l'enfant pendant la grossesse, au cours de l'accouchement et lors de l'allaitement maternel.

- **Objectifs du programme de la PTME**

L'objectif général du programme de contribuer à l'amélioration de la prévention et de la prise en charge pour l'élimination de la Transmission du VIH de la Mère à l'enfant au Tchad (MSP-Tchad, 2015). De manière spécifique, les objectifs sont :

- Promouvoir le dépistage volontaire du VIH selon les normes chez les femmes enceintes en consultation prénatale et de leurs conjoints ;

- Assurer la prise en charge médicale de qualité des femmes enceintes séropositives ;

- Assurer la prise en charge médicale de qualité et le suivi des enfants nés de mère séropositive ;

- Orienter les mères pour une bonne alimentation de l'enfant né de mère séropositive ;

- Améliorer le suivi/évaluation des activités de la PTME dans les structures de soins.

- **Paquet minimum de services actuel dans le cadre de la PTME**

Il s'agit d'un paquet d'activités permettant de prévenir la TME du VIH, pendant la grossesse, l'accouchement et l'allaitement maternel. Il est composé de :

- La mobilisation communautaire (COSAN, COGES): afin de réduire la stigmatisation et la discrimination.

- Le conseil individuel et le dépistage volontaire et confidentiel

- Le conseil en alimentation pour la mère et le bébé

- La pratique d'accouchement à moindre risque

- La prophylaxie ARV,

- L'accès à la prise en charge psychosociale

- L'accès à la prise en charge médicale,

- L'accès à la planification familiale

- La promotion du port du préservatif

- Le dépistage et le traitement des IST

- L'IEC/ CCC pour la prévention

Pour assurer la mise en œuvre des activités, le programme s'appuie sur quelques stratégies à savoir :

a. Conseil et dépistage volontaire dans les services de soins prénataux

Le counseling est un dialogue entre un client et un agent formé appelé, conseiller. Il vise à réduire le stress afin de conduire le client à prendre une décision concernant la connaissance de son statut sérologique.

Il assure le soutien psychosocial aux personnes infectées et la promotion de style de vie saine à ceux qui sont séronégatifs. Le conseil dépistage doit être systématiquement proposé lors des consultations prénatales et la réussite du dépistage dépend de : la qualité de l'accueil, la réduction du temps d'attente, la disponibilité en réactifs au laboratoire, la rapidité d'obtention des résultats, l'habileté du conseiller à convaincre les clients, la motivation du personnel formé au counseling, le caractère anonyme et confidentiel du dépistage ; et l'environnement pour la conduite des séances de counseling. Mais il revient aux clients d'accepter ou de refuser l'offre de dépistage.

b. Diagnostic biologique de l'infection par le VIH

Les tests rapides disponibles et validés au Tchad (liste non exhaustive) pour les Adultes sont les tests de détermine HIV1+2, le test de double Check Gold HIV1+2, et le test d'Immunocomb HIV 1 et 2 Bispot. Par contre pour les nouveau –nés : il s'agit de la PCR (test pédiatrique à 6 semaines pour un diagnostic précoce si possible), à défaut, la sérologie VIH est réalisée à 9 mois, 12 et 18 mois.

c. Suivi de la femme enceinte séropositive

Le taux de transmission materno-fœtale du VIH-1 sans traitement est situé entre 25% et 35 % dans les pays en voie de développement. Selon MSP(2015), une femme infectée par le VIH peut transmettre le virus à son enfant : pendant la grossesse (25%), au cours de l'accouchement (65%), et lors de la période d'allaitement (15%) et l'administration des antirétroviraux à la femme enceinte contribue à l'élimination de cette transmission. Elle doit se faire dès le premier contact après la confirmation de la sérologie et le suivi est effectué dans le cadre de la consultation prénatale.

d. Traitement antirétroviral pendant la grossesse

Les interventions recommandées visent à réduire au maximum le risque de transmission du VIH de la mère à l'enfant, à avoir le moins possible d'effets secondaires chez la mère et chez l'enfant. L'option B + des recommandations 2013 de l'OMS qui consiste en l'administration d'une trithérapie à vie à la femme enceinte séropositive est retenue au Tchad.

e. Accouchement et suivi du nouveau-né

La surveillance du travail et de l'accouchement est la même que celle pratiquée habituellement. Cependant, un certain nombre de précautions doivent être adoptées pour réduire le risque de TME. En salle d'accouchement, le personnel soignant doit appliquer les mesures de précautions universelles par rapport aux risques de contamination par le sang. La Surveillance du post-partum, c'est-à-dire après accouchement va permettre essentiellement de réévaluer la mère sur les plans psychologique et physiologique et de lui proposer une méthode de planning familial, tout en gardant un contact étroit avec elle par des visites régulières (toutes les six semaines), ce qui permet aussi de faire les soins et le suivi du nouveau-né. Le suivi de l'enfant né de mère séropositive vient compléter les activités de la PTME et permet son évaluation. Ce suivi est clinique, biologique et nutritionnel.

f. Coordination du programme de la PTME et partenariat

Au niveau central, la coordination PTME est rattachée à la Direction de la Santé de Reproduction et de la Vaccination (DSRV) du Ministère de la Santé Publique. Le programme est placé sous la responsabilité d'une coordinatrice assistée d'une équipe de Gestion, d'administration et de suivi-évaluation. D'autres organes tels le

Programme sectoriel de lutte contre le SIDA (PSLS), la division du système d'informations sanitaires (DSIS), et le Bureau information, éducation et communication (BIEC) ainsi que la direction de l'organisation des services de santé (DOSS) travaillent en collaboration avec la coordination du programme. Au niveau régional et district, les activités du programme sont exécutées à travers le PMA et le PCA. En termes de suivi et évaluation, il n'existe pas encore un plan spécifique de suivi et évaluation à la PTME. Les outils de collecte de données spécifiques ont été élaborés et validés, cependant ils ne sont pas encore diffusés dans les districts sanitaires où sont mises en œuvre les activités du programme.(CNLS, 2012);

La mise en œuvre des activités du programme se fait avec l'appui de plusieurs partenaires dont les principaux sont : l'UNICEF, le FM, l'OMS, l'ONUSIDA, BAD et l'AFD, ainsi que les ONG médicales.

3.5. Les principaux acteurs et les enjeux

Les travaux d'évaluation et d'analyse des politiques publiques accordent une place très importante au jeu des acteurs dans l'étude des processus, afin de prendre en considération les enjeux de pouvoir. En règIe générale, tous les acteurs qui sont impliqués dans la politique ou le programme considéré, font 1'objet d'une attention particulière, qu'ils relèvent du secteur public (parlementaires, ministres, gestionnaires, etc.) ou du secteur privé (groupes d'intérêts, ONG, société civile, etc.) (Nadeau, 1988,).

Dans notre travail, les acteurs identifiés sont regroupés par catégories avec leurs rôles, les enjeux de l'évaluation et sont présentés dans le tableau qui suit:

➢ **Le ministère de la santé publique du Tchad (MSP)**

Il joue un rôle central dans la coordination des activités du programme de la PTME à travers la DSRV. La, coordination interministérielle se à travers le CNLS. Le ministère de la santé assure donc une riposte globale à la pandémie du VIH en vue d'une plus grande éfficacité.

Ainsi, comme enjeu, le MSP en tant que promoteur aura à apprécier la qualité des soins fournis par les différents services du programme ; Il va en outre procéder à l'identification des difficultés et contraintes liées à la mise en œuvre du programme afin de procéder à un réajustement pour l'atteinte des objectifs.

➢ **Les structures de mise en œuvre du programme de la PTME**

La délégation sanitaire du Lac, constitue l'interface entre les districts sanitaires et le ministère de la santé publique, à ce titre elle assure le suivi des activités, effectue des supervisions, veille à la mobilisation des ressources nécessaires pour la mise en œuvre des activités et enfin collecte les données sur le programme pour les envoyer au niveau central. Cette étude d'une part lui a permis d'identifier des besoins, et les goulots d'étranglement qui entravent la bonne marche de la PTME dans le district de Bagasola et d'autre part d'acquérir un renforcement des capacités, et de leçons tirées.

Le district sanitaire de Bagasola et les centres de santé qui sont directement impliqués dans la mise en œuvre les activités du programme, se chargent de faire les soins aux populations cibles, de collecter les informations sur le fonctionnement du programme. Ils ont acquis à l'occasion de cette étude de nouvelles connaissances leur permettant d'améliorer la qualité des soins qu'ils fournissent aux bénéficiaires.

> **Les partenaires techniques et financiers**

Les partenaires qui interviennent dans mise en œuvre du programme de la PTME dans le district de Bagasola sont :

UNFPA : c'est le partenaire qui fournit les intrants pour la planification familiale, les consommables et autres produits pour la SR aux districts, mais aussi un renforcement en ressources humaines surtout les sages-femmes diplômées d'Etat ;

UNICEF : son appui porte beaucoup plus sur le financement, la formation continue, mais aussi sur le matériel (réactifs, consommables, tests rapides) ;

HCR : Il appuie le DS dans la zone des refugiés nigérians, cet appui porte sur tout le PMA. Il fournit des médicaments et consommables pour la réalisation activités

MSF et IMC : sont des ONG médicales qui sont impliqués directement dans la mise en œuvre des activités du programmes, IMC intervient dans le centre de santé de Darassalam (camp de réfugiés Nigérians) ainsi qu'à l'hôpital de district de Bagasola tandis que, et MSF dans le centre de santé de Koulkimé. Ces partenaires interviennent dans le domaine de la formation du personnel, de la supervision, de la gestion des intrants et de l'encadrement des COGES.

L'équipe du programme de la PTME au niveau national : est composée de la coordinatrice, du gestionnaire, du chargé de suivi et évaluation et autres personnels d'appui.

Cette équipe assure la gestion du programme, à travers la coordination et le suivi, les formations et les supervisions. Elle met à la disposition des structures sanitaires du pays des équipements et matériels nécessaires pour la réalisation des activités. Notre étude permettra à cette équipe d'apprécier la performance de son programme et faire un plaidoyer en vue d'obtention des financements pour se procurer du matériel et intrants, faire la formation du personnel en charge des activités. Elle peut procéder à une meilleure orientation des actions, et mieux connaitre des difficultés et contraintes dans la mise en œuvre du programme au niveau du district sanitaire de Bagasola.

➢ **Les bénéficiaires du programme de la PTME**

Il s'agit des femmes séropositives enceintes, mères séropositives et leurs enfants, les femmes en âge de procréer, les conjoints. Ils sont les principaux utilisateurs des services de la PTME, à ce titre ils vont bénéficier des innovations apportées dans la mise en œuvre des activités à l'issu de l'évaluation. La prise en compte de leurs points de vue pendant l'évaluation permet d'améliorer la qualité des soins et des services et donc capitale pour sa réussite du programme. Un récapitulatif des différents acteurs avec leurs rôles et les enjeux est présenté dans le tableau suivant :

Tableau 3: Les différents acteurs du programme de la PTME. (Source programme PTME 2015)

CATEGORIES ACTEURS	ACTEURS	ROLES	ENJEUX de l'évaluation
ACTEURS SECONDAIRES	**Etat** ▪Ministère de la santé publique, programme de la PTME, ▪CNLS	▪Coordination globale de la riposte au VIH en vue d'une grande efficacité	▪Appréciation de la qualité des services du programme ▪Appréciation de l'organisation des services ▪Identification des difficultés et contraintes liées à la mise en œuvre du programme
	Partenaires techniques et financiers ▪IMC ▪UNICEF ▪UNFPA ▪MSF ▪HCR	▪Financement ▪Allocation d'intrants ▪Appui technique (formation, équipement) ▪Supervision, Gestion des intrants,	▪Appréciation de la gestion et de l'utilisation des ressources Appréciation du fonctionnement du programme ▪ Apprécier leur contribution dans la lutte contre le VIH ▪Appréciation des résultats du programme
ACTEURS PRIMAIRES	**Equipe du programme PTME :** ▪Coordonnatrice du programme PTME ▪Gestionnaire ▪Chargé de sui et évaluation	▪Gestion, coordination et suivi du projet ▪Appui technique (formation, équipement) ▪-Supervision, sui de la Gestion des intrants :	▪Meilleurs orientation des actions ▪Appréciation de leur performance ▪Identification Plaidoyer pour le financement ▪des difficultés et contraintes dans la mise en œuvre du programme
	Equipe DSR : ▪Equipe du centre de santé(CS) ▪Equipe de l'hôpital de district (MCH) ▪Le point focal VIH ▪MCD ▪DSR	▪Mise en œuvre du projet ▪Collecte de l'information	▪Identification des besoins et les goulots d'étranglement qui entravent la bonne marche de la PTME ▪Renforcement des capacités, avec leçons tirées
	Bénéficiaires : ▪ les femmes séropositives, mères séropositives, les femmes en âge de procréer, les conjoints etc.	▪Utilisation des services offerts ▪Collaboration	▪Effets bénéfiques pour le programme à l'issu de l'évaluation avec des innovations qui sont apportées dans la mise en œuvre des activités ▪ Prise en compte de leurs points de vue ▪Satisfaction des populations cibles :

3.6. La logique de l'intervention du programme

Le modèle logique est un outil visuel visant à décrire un programme dans sa logique(ou sa théorie) fondamentale. Il s'agit d'un diagramme des différents éléments qui illustre le contenu (quoi ?), les destinataires (qui ?) et la raison d'être (pourquoi ?) du programme.(Jacob & Rothmayr, 2009).

Pour Nancy Porteous (2009), l'élaboration d'un modèle logique de l'intervention, s'il n'en existe pas, devient une première étape importante dans tout processus d'évaluation. Tous les acteurs impliqués peuvent ne pas nécessairement voir le programme de la PTME de la même façon ; ainsi le fait de rendre la théorie de l'intervention explicite permet de nous entendre avec eux sur l'objet de l'évaluation.

Le modèle logique aide aussi à déterminer les effets et les questions d'évaluation. Toutefois le modèle logique ne peut à lui seul prétendre prouver totalement comment les choses se passent réellement.

Dans notre travail, l'évaluation porte sur le processus du programme de la PTME, car l'analyse de la qualité cible principalement le processus. Les questions d'évaluation sont donc en lien direct avec les différentes composantes du programme, la qualité des activités menées et la satisfaction des bénéficiaires.

Le programme que nous évaluons se décline en quatre composantes ou piliers qui sont :

➢ **Pilier I :** Prévention primaire de l'infection à VIH chez les femmes en âge de procréer ainsi que leurs partenaires ;

➢ **Pilier II :** Prévention des grossesses non désirées chez les femmes séropositives à l'infection au VIH,

➢ **Pilier III :** Prévention de la transmission du VIH des femmes infectées à leurs bébés

➢ **Pilier IV :** Offre d'un traitement, des soins et soutien appropriés aux mères séropositives, leurs enfants et la famille.

Ces piliers à leur tour se déclinent en plusieurs activités qui constituent le paquet d'activités à mettre en œuvre dans le cadre de la PTME dont devraient bénéficier les cibles (femmes en Age de procréer, femmes enceintes, enfants et les conjoints). Une mise en œuvre conforme de ces activités devrait produire le résultat attendu, à savoir la réduction de la transmission du VIH de la mère à l'enfant et au-delà son élimination. Ces activités sont entre autre : le CDV, l'IEC pour la prévention, la pratique d'accouchement à moindre risque, la prophylaxie ARV, l'accès à la prise en charge médicale, l'accès à la planification familiale, l'accès à la prise en charge psychosociale, le conseil en alimentation pour la mère et le bébé etc. Partant de l'hypothèse que si ces activités sont réalisées conformément à ce qui avait été prévu , les résultats qui en découleraient sont : une nette diminution du taux de prévalence de VIH chez les bénéficiaires, une diminution des grossesses non désirées chez les femmes VIH+, une diminution du nombre d'enfants nés séropositifs, ainsi qu'une amélioration de l'état de santé du couple mère-enfants séropositifs . Ce sont ces résultats qui vont concourir à la réduction de la transmission du VIH de la mère à l'enfant. Ces résultats seront satisfaisants si les prestataires exécutent les activités planifiées au regard des normes et directives du guide de la PTME pour produire des soins de qualité.

Schéma de la logique de l'intervention

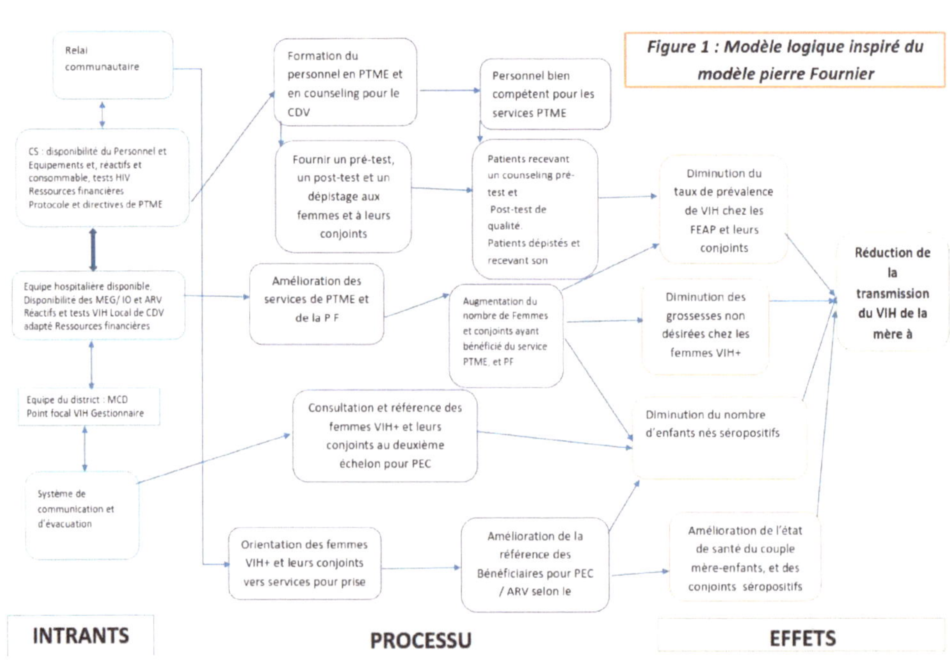

4. METHODOLOGIE DE L'ETUDE

4.1. Approche de l'évaluation

Notre étude consiste en une évaluation de la qualité des soins et la méthodologie appropriée en est la méthode qualitative. Quant à l'approche de notre étude, elle est participative, c'est-à-dire qu'elle adopte une démarche de coopération avec les prestataires enquêtés, ceci a pour avantage d'accroitre les chances de réussite et les chances d'une utilisation maximale des résultats par les agents (Ridde, & Dagenais 2009).

4.2. Devis de l'évaluation

4.2.1. Sources de données et méthodes d'analyse

- **Les sources de données**

Nous avons recueilli des données primaires à travers des entretiens semi directifs avec les acteurs dans les sites de PTME du DS de Bagasola. Quant aux données secondaires, elles ont été obtenues par la revue documentaire, faisant recours aux divers rapports d'activités, aux différents registres, aux fiches de suivi de la mise en œuvre, à l'annuaire des statistiques sanitaires du Tchad, aux fiches de suivi des malades, ainsi qu'à la base des données de la PTME du DS.

- **Les méthodes d'analyse**

Nous avons effectué une analyse thématique pour les données qualitatives issues des entretiens semi-directifs. A la fin des entretiens, nous avons à procédé à une transcription des données et leur saisie sur le logiciel Word 2013. Nous les avons organisées par catégories thématiques avant de les analyser.

Pour l'analyse des données statistique issues des activités de la PTME, nous avons utilisé le logiciel Excel. Ces données nous ont permis de calculer les indicateurs annuels pour 2014 et 2015, que nous avons validés avec l'équipe cadre du district. Il s'agit des principaux indicateurs retenus par le programme national de la PTME. Ces indicateurs ont été analysés au regard des objectifs du programme.

4.2.2. Technique d'échantillonnage

La méthode utilisée pour constituer notre échantillon est la méthode par choix raisonné ou la méthode non probabiliste, tenant compte des ressources matérielles et financières disponibles, de la faisabilité, des distances et de la disponibilité des sujets à enquêter.

Ainsi, les centres de santé concernés, au nombre de quatre, sont essentiellement ceux qui offrent les soins de la PTME. Nous avons retenus ceux situés à proximité de la direction du district (dans un rayon de 15 km au maximum) dans le but de nous faciliter l'accès. , compte tenu du peu de temps matériel et de ressources en notre possession pour effectuer ce travail.

Le prestataire du district pour être inclus dans notre étude devrait être un responsable de la structure sanitaire offrant les soins de la PTME, ou être un agent en charge des activités de la PTME (PF, CDV, laboratoire, dispensation ARV etc.) ou de la SR,

Les principaux responsables sanitaires ont été enquêtés. Il s'agit du délégué sanitaire, du médecin du district chef du district et celui de l'hôpital, tous considérés ici comme les principaux gestionnaires du programme de la PTME dans le district.

Les partenaires enquêtés dans notre étude sont ceux en appui au district sanitaire de Bagasola et impliqués dans la mise en œuvre de la SR ou de la PTME.

Le choix des bénéficiaires pour constituer l'échantillon tient compte des patients conformément aux quatre piliers du programme de PTME que nous avons décrits plus haut. Les bénéficiaires étaient choisis également de manière à nous renseigner sur la qualité de la CPN, du CDV ainsi que sur la qualité des activités de suivi, ce dans le souci d'assurer une hétérogénéité des informations sur la qualité des soins Ainsi, les bénéficiaires retenus sont les suivants:
- Les FEAP et leurs conjoints utilisateurs des services de la prevention primaire (pilier I);

- Les femmes séropositives et leurs conjoints utilisateurs de la PF pour prévenir les grossesses (pilier II).

- Les FE séropositives vues à la CPN conseillées et dépistées, ou mises sous prophylaxie ARV (pilier III).

- Les femmes vivant avec le VIH, leurs enfants et familles nécessitant un accompagnement et un soutien psychosocial, pour leur alimentation (pilier IV)

L'échantillon de notre étude donc est constitué de :

1. Les prestataires (responsables des centres de santé et sages-femmes, le point focal PTME du district sanitaire).

2. ECD (MCH, MCD, DSR))

3. Les différents partenaires en appui au district sanitaire dans le cadre de la PTME.

4. Les bénéficiaires (mères séropositives et leurs enfants, FEAP, conjoints).

Nous avons en somme enquêté 49 bénéficiaires, 8 prestataires de soins et 3 personnel cadres du DS et 5 partenaires. Le tableau ci-dessous contient une synthèse de l'échantillon des personnes qui ont participé à cette étude.

Tableau 4: Caractéristiques des personnes enquêtées.

Cibles	Bagasola	Darassalam	Hôpital	Koulkimé	Nguéléa	Total
Femmes	13	7		5	6	31
Conjoints	5	6		3	4	18
RCS et SFDE	2	1	2	2	1	8
UNICEF	2					2
IMC		1				1
HCR	1					1
UNFPA	0					0
MSF	1					1
MCD	1					1
MCH			1			1
Point focal VIH DS	1					1
Total	26	15	3	10	11	65

4.2.3. Techniques et les outils de collecte des données

Pour collecter les données, nous avons eu recours à trois différents outils (le guide d'entretien semi-directif, la grille de revue documentaire ; et la grille de vérification physique des intrants), ainsi qu'aux différentes techniques (entretien semi-directif, et la revue documentaire, vérification de la disponibilité des intrants).

- **Les techniques de collectes des données**

L'entretien semi-directif se fait par administration des questions ouvertes organisées en thème dans le guide d'entretien. Nous avons pris des notes et procédé avec le consentement des bénéficiaires enquêtés à un enregistrement des conversations que nous avons transcrites plus tard. L'exploitation des contenus des entretiens a permis de faire une analyse de ces données par thème.

Nous avons également effectué une revue documentaire qui nous a permis de collecter les données quantitatives sur la PTME, CPN, le PF les accouchements, la dispensation des ARV, les tests de dépistage, suivi du nouveau-né et son allaitement, et collectées au moyens d'une grille de lecture. Aussi faut-il souligner que la diversification des sources de données (prestataires, bénéficiaires, partenaires) et des méthodes de recueil (entretien semi-directif, revue documentaire) nous ont permis de faire une confrontation des résultats afin d'obtenir des informations fiables, car une seule source ne peut fournir toutes les informations sur un sujet évoqué.

- **Les outils de collecte des données**

➢ Pour les données quantitatives, une grille de lecture a été utilisée pour les données des activités réalisées en 2014 et 2015. Elle prend en compte les indicateurs sur la PTME, la CPN, la planification familiale, les accouchements et les unités de counseling. (Voir outil N° 7)

➢ En ce qui concerne les données qualitatives : nous avons utilisé un guide d'entretien contenant différentes thématiques pour les bénéficiaires du programme (femmes et leurs conjoints) (Voir outil N° 5 et outil N° 6,), à savoir :

- Identification de la structure

- Caractéristiques sociodémographiques des femmes concernées

- Connaissances en matière de la PTME

- Satisfaction quant aux prestations des agents de santé dans le cadre du programme PTME.

➢ Nous avons réalisé des entretiens semi-directifs avec les membres de l'équipe cadre et les partenaires du DS Bagasola, au moyen d'un guide d'entretiens comprenant des séries de questions ouvertes sur les thèmes suivants ;.(Voir outil N° 1 et outil N° 2).

- Leurs connaissances du programme.

- L'organisation de la mise en œuvre des activités du programme.

- Leurs perceptions du programme.

- La coordination des activités de la PTME

- Leurs suggestions pour une meilleure prise en compte de leurs besoins en vue d'améliorer les activités du programme.

➢ Nous avons réalisé également un entretien semi-directif avec les prestataires des soins au moyen d'un guide (outil N° 3), contenant les thèmes portant sur :

- Leurs qualifications (compétences, formation et recyclage en PTME))

- Leurs connaissances et perception du programme

- L'organisation de la mise en œuvre des activités (continuité, et globalité des soins ainsi que, l'accessibilité, l'intégralité et la coordination des services).

- Leurs suggestions pour l'amélioration des soins de la PTME.

Cependant, nous procéder à la vérification de la disponibilité des intrants de la PTME (outil N° 4).

Un récapitulatif des techniques et outils de collecte utilisés dans cette étude est fait et consigné dans un tableau en annexe (voir en annexe la matrice de collecte et d'analyse des données).

4.2.4. Normes et les critères de l'évaluation

La question de savoir où puiser les normes est très importante en évaluation normative comme le soulignent Champagne et ses collaborateurs. Pour ces auteurs, L'évaluation normative nécessite la spécification à l'avance ou à posteriori des critères et normes. Pour notre étude, les normes et critères sont implicites et spécifiés à partir de la revue de la littérature.

Une norme et un critère sont dits implicites lorsque l'évaluation se déroule sans qu'aucune structure ne soit imposée. Dans ce cas, c'est l'expert qui, grâce à sa compétence et à son expérience, détermine l'information pertinente ainsi que les normes et les critères d'évaluation.(Champagne & Al, 2009)

On peut être amené lors d'une évaluation à examiner des activités pour lesquelles il n'existe pas d'indicateurs ni de critères appropriés. Dans ces cas, on posera des questions pertinentes sur l'activité à évaluer. Le recours aux normes implicites s'impose, celles-ci devant être discutées par les acteurs du programme. (OMS ; 1981).

Nous avons retenus pour cette étude des critères et des normes qui sont présentés dans le tableau ci-dessous :

Tableau 5 : Les critères d'évaluation et les normes

Critères d'évaluation	Les indicateurs de l'évaluation
Perception de la qualité de l'organisation des services en termes **d'accessibilité et de l'intégralité**	L'effectivité de la gratuité des soins de la PTME dans le DS
	Disponibilité de l'intégralité des soins au regard des 4 piliers de la PTME dans les structures sanitaires du DS
	Distance parcourue par les patients pour accéder au CS
	Temps d'attente pour les résultats de dépistage
Perception de la qualité de l'organisation des services de la PTME en termes de **coordination des activités**	Participation des partenaires aux cadres de concertation (comité directeur et réunion de coordination)
	Existence d'une coordination des interventions des partenaires par le DS
	Existence des cadres de concertation dynamique
	Existence d'une coordination des activités de gestion des intrants pour les tests de dépistage (réactifs, ARV, consommables)
Les compétences professionnelles des agents en charge de la PTME	Supervision des sites de PTME par ECD en 2014 et 2015
	Formation continue reçue en matière de la PTME en 2014 et 2015
	Formation initiale des agents en charge de la PTME (ATS, IDE, SFDE, TSL, Médecin)
Disponibilité de la **technologie** nécessaire pour la réalisation des soins de la PTME et leur **exécution adéquate** par les prestataires	La pratique du CDV au regard des directives du guide national de la PTME
	La pratique de l'accouchement chez la femme séropositive
	Disponibilité des réactifs et consommables pour les activités de la PTME
	Disponibilité des équipements de laboratoire pour les tests de dépistages
Perception de la qualité de l'organisation des services de la PTME pour le traitement d'un patient lors d'un épisode de soins: **continuité et globalité**	Existence des services de permanence et de garde
	Existence et fonctionnalité du système de référence et contre référence
	Existence de source d'éclairage dans les centres de santé pour les activités pendant les nuits
	Intégration des services de la PTME aux autres services pour prise en charge globale des patients:
Perception de **l'humanisation des services** par les bénéficiaires du programme. (relation prestataire – bénéficiaires)	Accueil des patients avec courtoisie, salutation, et le respect de la personne
	Le respect du consentement éclairé du patient avant de faire le test de dépistage au VIH.
	Appui psychosocial apporté aux bénéficiaires, empathie, écoute et la communication
Perception de la convenance et sur **l'environnement physique** des lieux où sont fournis les soins de la PTME.	Discrétion auditive et visuelles des lieux des soins
	Propreté des lieux de soins

4.3. Processus des respects des normes des pratiques pour l'évaluation

Nous avons fait ce travail dans une stricte observation des normes de pratiques, c'est pourquoi nous avons tenu à respecter les droits de tous ceux qui ont participé à cette évaluation dans les règles d'éthique et de déontologies. Nous avons obtenu le consentement éclairé de nos enquêtés pour les enregistrements audio de nos conversations. Aussi, avons-nous pris l'engagement de respecter leur anonymat. Les entretiens se sont déroulés dans une confidentialité. Nous avons également respecté l'intimité des patients lors des soins pendant nos observations.

Pour les formalités administratives, nous avons adressé une demande de stage au ministère de la santé publique et obtenu son autorisation avant de commencer notre travail. Sur le terrain, accompagné du délégué sanitaire, nous avons rendu une visite de courtoisie au gouverneur de la région du Lac-Tchad, ainsi qu'au préfet du département de Kaya (département de Bagasola). Une visite de courtoisie a faite au chef de canton de Bagasola et enfin une rencontre a eu lieu avec les différents acteurs réunis sur convocation du médecin chef de district avant le démarrage proprement dit de nos travaux.

4.4. Limites et les difficultés rencontrées lors de l'étude

La méthodologie de notre travail, comme celle de toute étude qualitative comporte bien certaines limites qu'il faut reconnaître :

La barrière linguistique nous a obligés à solliciter l'appui d'un interprète qui n'est autre qu'un agent de santé natif de Bagasola, en service depuis plus de quinze ans dans cette localité. Nous pensons que sa présence a fortement influencé les réponses des enquêtés lors des entretiens, surtout quand ces derniers doivent se prononcer sur leur satisfaction vis-à-vis de l'accueil ou de la nature de la relation interpersonnelle avec les prestataires. Notre présence aussi en tant que personnel de santé connu dans ce milieu peut avoir impacter sur l'attitude des prestataires lors de nos observations. Aussi la traduction en langue locale des questions et des réponses par l'interprète peut introduire des biais d'informations, lorsque la traduction n'est très fidèle.

Le temps matériel et les ressources que nous avons mobilisées sont très insuffisants au regard du volume de travail à abattre. Ce temps nous a contraints à limiter notre travail à l'hôpital de district et aux quatre centres de santé seulement sur les dix-sept que compte le district sanitaire de Bagasola. Nous aimerions bien n'eut été ces contraintes faire nos recherches dans toutes les structures du district pour avoir une grande diversité des sources d'informations, très importante pour une étude qualitative.

Nous avons pu observer les pratiques du conseil pré-test et post-test, mais d'autres pratiques n'ont pu être observées pour rendre plus exhaustive notre observation, c'est l'exemple de l'accouchement chez les femmes séropositives.

Nous avons omis de prendre en compte dans notre échantillon certains acteurs comme les différentes associations pour la lutte contre le VIH et les personnes ressources qui sont des sources d'informations à même de nous permettre de mieux apprécier la qualité des soins offerts par ce le programme dans le DS de Bagasola

En fin le contexte sécuritaire est peu favorable et ne peut nous permettre de nous rendre dans toutes les localités à cause de l'état d'urgence en vigueur depuis plus d'une année suites aux attaques répétées par la secte BOKO-HARAM.

DEUXIEME PARTIE : RESULTATS ET DISCUSSIONS

5. PRESENTATION DES RESULTATS DE L'ETUDE

Nous allons présenter les résultats issus des activités menées dans le cadre de la PTME par le district sanitaire de Bagasola, en fonction des trois dimensions de la qualité à savoir la dimension technique, la dimension interpersonnelle et la dimension organisationnelle.

5.1. La dimension technique de la qualité des soins de la PTME au DS Bagasola

5.1.1. La compétence professionnelle et la technologie

Les agents de santé en charge des services de la PTME, doivent disposer des connaissances dans le domaine médical pour bien exécuter les soins. Ceux que nous avons enquêtés, sont tous des agents qualifiés, mais dans leurs pratiques des soins, ils ne respectent pas les normes et les directives parce qu'ils n'ont pas reçu dans leur majorité une formation en matière de la PTME. L'absence et ou la méconnaissance du guide de la PTME dans certaines structures sanitaires en est une preuve. C'est pour cette raison que des formations continues sur la PTME pour un renforcement de capacité des prestataires ont été planifiées et exécutées pour les années 2014 et 2015. Ces formations devraient les aider à acquérir des connaissances sur la PTME, étant donné que les protocoles de la PTME changent avec l'évolution de la science. Deux responsables de centre de santé seulement ont été formés sur les quatre enquêtés. A la maternité de l'hôpital de Bagasola nous avons rencontré une situation similaire, sur un effectif de six (6) sages-femmes en charge des activités de la PTME, seulement deux (02) ont été formées dans ce domaine. Pour ceux qui affirment avoir été formés, la qualité de cette formation laisse à désirer. Les propos de ces deux agents techniques de santé, responsables de CS, ayant reçu la formation confirment bien cette situation :

« Oui, je n'ai pas vraiment reçu une formation, mais c'est des briefings de quelques heures que j'ai eu ». (Enq42)

« Ce n'était pas à une formation en tant que telle, car la formation devait durer de cinq (05) jours à deux (2) semaines. Mais en réalité une fois que nous nous sommes rendus à Bagasola, on avait juste bénéficier d'un débriefing qui a duré peut-être (02) deux heures(…). Il y'a plusieurs qualités des ARV que nous ne maitrisons pas bien. Donc deux heures de débriefing, on ne peut pas nous permettre de connaitre les différentes gammes des ARV » **(Enq41)**

Pour ce qui est de l'offre des services de la PTME (CPN, CNS, file active, PF, maternité), 34 agents au total sont impliqués dans les activités de la PTME.

Mais seulement 13 ont reçu une formation sur la PTME. C'est pourquoi un membre de l'équipe cadre du district sanitaire de Bagasola propose ce qui suit :

*« Il faut continuer à former le personnel de santé d'une manière générale en PTME, pas seulement les sages-femmes, il peut arriver des moments où les sages-femmes seront absentes (…) et les femmes enceintes ne trouvent pas de soins pour la PTME. Il faut les former pour qu'ils puissent savoir comment exécuter les activités du programme de la PTME »***(Enq21).**

A propos des connaissances du personnel en matière de la PTME, nous avons constaté par exemple qu'aucun responsable de centre de santé n'a pu citer correctement les quatre composantes du programme de la PTME, ou même les groupes cibles lors de nos entretiens semi directifs. Comme ces formations ne durent en général que quelques jours, elles ne permettent pas aux participants de pouvoir tout assimiler sur la PTME. L'exécution des soins par un personnel compétent ne suppose pas seulement une application des normes, mais aussi la disponibilité de la technologie nécessaire qui puisse permettre d'offrir des soins de qualité.

De même, les sites de la PTME dans le district de Bagasola ont fréquemment des ruptures en intrants, surtout les réactifs pour les examens et les tests de dépistage du VIH. Ces ruptures de durée variable ont concerné trois centres de santé sur les quatre.

Ce que confirment respectivement un agent santé dans un site de PTME, et un conjoint de femme vue à la CPN, et un superviseur des partenaires en appui au DS

« L'année dernière, pendant deux semaines, nous avons connu des ruptures en intrants pour la PTME, comme le determine HIV test, et même les ARV. On n'a pas

*vraiment fait les dépistages pour le VIH à la CPN. En absence de détermine HIV test, nous ne pouvions pas faire de dépistage pour le VIH »(**Enq40**).*

*« Je n'avais pas fait le dépistage, quand je suis allé au service de la clinique mobile, ils m'ont dit qu'ils n'ont pas des produits pour faire le dépistage de VIH, et je ne suis pas reparti »(**Enq61**).*

*« Pour la mise en œuvre du programme, il y'a selon moi des défis à relever : ce que nous constatons beaucoup plus, c'est surtout le problème de rupture des médicaments, particulièrement les ARV et les intrants tels que les réactifs (…), ça c'est vraiment un défis qu'il va falloir relever. Il va falloir essayer de discuter de ce problème avec ceux qui doivent s'organiser pour faire la commande à temps, pour qu'il n'y ait pas de rupture(…). Parce que les malades qui sont mis sous traitement, si y'a rupture, on va créer des résistances et ça sera vraiment difficile à gérer ça à la longue. Ça vraiment, c'est interpeler les dirigeants de ce district par l'équipe cadre à organiser souvent des réunions pour discuter, peut être avec l'appui des partenaires pour essayer de trouver une solution ». (**Enq25**)*

Ces ruptures ont entravé sérieusement le fonctionnement des services de la PTME et joué sur la qualité des soins qui sont fournis aux clients : en effet, le manque des réactifs consommables appropriés pour les prélèvements, n'a pas permis de faire le dépistage précoce chez les nouveau-nés dans le district sanitaire depuis plusieurs mois. Les enfants nés des mères séropositives ne sont pas dépistés à 6 semaines comme le recommandent les directives, mais seulement à partir de 18 mois, et cette pratique est de nature à retarder la mise en route du traitement par les ARV chez les nouveau–nés et au-delà elle constitue une insuffisance non négligeable dans la qualité en matière de prise en charge des enfants.

5.1.2.   La pratique de CDV par les agents du DS de Bagasola lors de la CPN

L'exécution du CDV doit se faire en conformité avec les directives contenues dans le guide national de la PTME, et pour l'apprécier il faut bien procéder par une observation directe des pratiques du CDV par les agents des centres enquêtés. Ce qui nous a permis de noter des manquements dans la gestion des moments pertinents du dépistage volontaire à savoir les conseils de pré-test et post-test. Pour le pré-test, nous avons mis l'accent sur les lieux où se déroulent les conseils, l'accueil des patients pour le conseil personnalisé, le contenu du conseil proprement dit, la confidentialité du test et enfin le consentement éclairé du client.

Et, pour ce qui concerne le post-test, nous avons observé essentiellement la séance pour l'annonce de résultat : négatif, positif ou indéterminé.

> **Le lieu des counseling et l'accueil des clients**

Pour les quatre centre de santé concernés par notre étude, les conseils de groupe ont lieu dans l'ensemble, juste devant la salle de consultation prénatale tôt le matin avant le début des autres activités pour une durée d'environ dix (10) minutes. Ainsi, la sage-femme s'adressant aux patientes qui attendent la CPN, elle accorde très peu d'importance aux mots de bienvenue qui se résument par exemple en ces termes : « *avancez et suivez bien ce qu'on va vous dire, vous les femmes enceintes, venues pour la consultation prénatale».*

Les thèmes abordés portent généralement sur la fréquentation de la CPN, l'alimentation des femmes enceintes, la TME du VIH, et la planification familiale. Le temps pour les séances de sensibilisation de groupe lors de la CPN ne dépasse guère les dix minutes et se font de fois sans les supports éducatifs.

Dans tous les quatre centres de santé visités, les conseils personnalisés ont lieu dans la salle de la CPN, généralement exiguës, exception faite à la salle de CPN de l'hôpital de district qui respectent les normes (vaste, aérée, éclairée). Une patiente enquêtée dans un centre de santé rural, nous relate ici, les conditions dans lesquelles elles reçoivent ces conseils personnalisés, une mère de trente-cinq ans, mariée, sans niveau d'instruction, ménagère de religion musulmane nous a fait ce récit :

*« Vu la distance parcourue après 3 à 4 heures de marche, quand j'arrive au centre de santé je ne sais où rester parce que le lieu est très restreint, y a beaucoup de personne et il n'y a même pas de l'eau à boire, il n'y a rien à mettre sous les dents, surtout le pain local, cela me décourage parfois. Surtout quand on arrive avec les enfants, les femmes malades tous ensembles, il faut des lieux d'accueil… »***(Enq33)**

Une fois la patiente introduite, nous avons constaté que l'accueil est timide, parfois nonchalante parce que la sage-femme est encore occupée à faire autre chose alors que la patiente est assise en face d'elle. Dans l'ensemble elles ne sont pas courtoises avec les patientes, la salutation se résume en un mot « *Bonjour* », puis c'est la consultation prénatale qui débute avec l'interrogatoire de la patiente. Le climat qui règne démontre à suffisance la supériorité de la sage-femme sur la patiente et durant toute la consultation la parole est souvent monopolisée par l'agent de santé de sorte que la patiente ne peut clairement évoquer ses propres attentes, ou besoins sur les soins qu'elle doit recevoir, bien qu'elle soit la bénéficiaire.

Aucune sensibilisation préalable n'est faite, contrairement à ce qui est recommandé dans le guide, à savoir, aborder les thèmes essentiels individuellement avec la femme enceinte à la CPN sur les avantages de la PTME, la planification familiale, la poursuite de la CPN jusqu'à l'accouchement, la bonne alimentation, l'accouchement dans une structure sanitaire ou en présence d'un agent qualifié, l'hygiène de la vie etc.

> **Le contenu du message adressé aux clients lors du pré-test**

Le contenu du message n'est pas respecté dans sa totalité par les prestataires rencontrés dans les structures selon les directives sur le conseil du pré-test. Le test de dépistage du VIH est fait systématiquement aux femmes enceintes venues à la CPN, et ce dans tous centres de santé visités. Mais, les prestataires n'expliquent pas toujours clairement aux patientes les raisons pour lesquelles elles font l'objet d'un prélèvement de sang :

Alors que le conseiller doit disposer d'au moins 15 minutes pour cette activité de counseling selon les directives de la PTME, le temps pour le counseling du pré-test fait par les prestataires n'a jamais dépassé les cinq minutes selon nos enquêtés. Ce qui ne laisse aucune chance à la patiente d'opérer un choix en toute liberté pour l'acceptation ou non du test qui lui a été proposé. Une enquêtée instruite en arabe, âgée de vingt-quatre ans, de religion musulmane et ménagère au foyer s'exprime en ces termes :

« Au moment où j'ai quitté la maison j'ai dit à mon mari que je venais à la CPN, mais quand je suis venue, c'est au même moment où on m'a informé qu'on a fait le prélèvement, donc j'ai accepté d'être prélevée, je ne pouvais rien faire d'autre ».(Enq01)

Dans le DS de Bagasola, il se pose un problème réel de communication par les prestataires pour l'obtention du consentement éclairé des clients avant le test du VIH. C'est ce qui explique le fait que 11 femmes sur 31 enquêtées, qui ont participé à la CPN et dont le résultat du dépistage VIH est pourtant noté en rouge dans le carnet, ignorent toujours leur sérologie et déclarent n'avoir jamais fait le test de dépistage.

Les propos, tenus par deux de nos enquêtées le confirment. IL s'agit respectivement d'une jeune femme de dix-sept ans, mariée, ménagère et sans niveau d'instruction ; de religion musulmane et une autre de quarante ans mariée n'ayant aussi aucun niveau d'instruction, ménagère de religion musulmane

« Je n'ai jamais entendu parler de prévention de VIH de mère à l'enfant. La sage-femme n'a jamais parlé de cela pendant la consultation prénatale. Elle n'a pas parlé de dépistage mais elle m'a demandé est-ce qu'elle peut prélever mon sang, je lui ai dit oui, il faut le faire. Elle a seulement demandé l'autorisation de prélever. Et j'ai accepté d'être prélevée, mais je ne connais pas la cause. Je ne connais pas mon statut sérologique » (**Enq56**).

« Ils m'ont fait le prélèvement du sang mais sans me dire l'examen qu'ils vont en faire. Je ne connais pas mon statut sérologie en ce qui concerne le VIH ».(**Enq55**).

Néanmoins, certains agents de santé abordent la notion de la transmission du virus de la mère à l'enfant et préconisent la prise en charge de la mère et de l'enfant avec des médicaments disponibles et gratuits. Ils le font après avoir bien informé la cliente et obtenu son consentement.

➢ **Le contenu du counseling post-test**

Quand le résultat du test se révèle négatif, les directives recommandent de conseiller la patiente pour : une alimentation saine et équilibrée, la limitation des partenaires sexuels, de faire dépister son partenaire et refaire le test ultérieurement.

Mais, dans la quasi-totalité des cas de notre étude, le conseil du post-test se résume en un ou deux mots tout au plus. Par exemple « votre sang est propre », « revenez dans trois mois pour un autre prélèvement » quand il s'agit d'un résultat négatif, tout en omettant les conseils à donner pour cette situation.

Pour les résultats positifs, il est demandé sèchement à la cliente d'aller à l'hôpital pour un deuxième test au laboratoire et de passer voir le médecin alors que selon le guide, il est recommandé de conseiller la femme enceinte pour : une alimentation saine et équilibrée, la limitation des partenaires sexuels, une bonne observance thérapeutique (ARV), de contacts réguliers avec le médecin/sage-femme et/ou l'infirmier, et accoucher si possible dans une structure sanitaire.

Il ressort de ces constats que le personnel dans le DS de Bagasola présente des insuffisances dans la pratique des soins de la PTME et ne fournit pas des soins de qualité au regard des normes et directives du guide national, d'où la nécessité de faire des formations continues à l'endroit de ce personnel. Au-delà, il faut des supervisions formatives pour les amener à maintenir leur niveau de connaissance et exécuter avec compétence les soins dans le domaine de la PTME. Les contenus de ces supervisions doivent prendre en compte les directives consignées dans le guide de la PTME afin renforcer leurs connaissances dans ce domaine. Le personnel du district sanitaire de Bagasola en charge des activités de la PTME ne reçoit que très peu ou pas de supervision lui permettant d'améliorer ses connaissances.

Un responsable de centre de santé, ATS et un médecin superviseur des partenaires en appui au DS se prononcent en ces termes :

« Bon, nous en recevons, mais ça fait longtemps qu'on n'a pas reçu une supervision. Ça peut remonter à plus cinq mois » **(Enq40).**

« (…..)cependant , la qualité du personnel nous pose aussi un peu de problème , dans le centre de santé c'est pas toujours un infirmier qualifié qui est en train de faire ce travail , dans certains centres de santé je pense qu'à BAGASOLA , nous n'avons pas assez, mais il y a toujours des agents qui ne sont pas outillés et pour mettre en œuvre la PTME, ils ont toujours vraiment des difficultés pour assurer ce travail , et c'est pour cette raison que pour améliorer la mise en œuvre moi je pense beaucoup plus au renforcement de capacité des agents et aux supervisions »(Enq24).

5.2. La dimension non technique de la qualité des soins de la PTME

5.2.1. La relation entre le prestataire et le patient

La préoccupation majeure dans la relation soignant-client, réside dans la satisfaction du client qui constitue un élément d'appréciation de la qualité des soins car elle donne des informations sur la capacité des professionnels de santé à répondre aux valeurs et attentes du client .Cette satisfaction se mesure selon le degré auquel les services de santé remplissent les besoins et les attentes de la population tels qu'on les interprète. Les clients sont plus aptes à formuler des opinions sur la qualité en se basant sur le résultat des soins, le traitement qu'ils reçoivent et le degré d'amabilité avec laquelle les soins sont donnés ; c'est ainsi que ces deux conjoints ayant un niveau d'éducation du secondaire, tous musulmans, respectivement âgés de 38 ans et de 40 ans, relais communautaire et traducteur au centre de santé ont fait ces récits respectifs :

« Nous sommes satisfaites, satisfaites de la prestation faite par les agents de santé et surtout le suivi de la grossesse, ils font des dépistages et quand nous sommes est malades, ils nous traitent et nous assistent dans l'accouchement, après l'accouchement ils vaccinent nos enfants. Ils donnent des serviettes et autres aux mères et l'enfant aussi reçoit des moustiquaires quand il est vacciné. » **(Enq15).**

« (…) On est très satisfait parce que, comme vous connaissez avant, la maladie là ça circule partout, si quelqu'un tombe malade, il dit : j'ai la dysenterie, j'ai l'hémorroïde ainsi de suite et il meurt. Un peu grâce aux sensibilisations, ils viennent faire le dépistage et ils bénéficient du traitement par les ARV. Finalement ils retrouvent la santé, ils ne perdent plus de poids et ils ne peuvent pas multiplier la maladie » **(Enq18**).

5.2.2. La propreté et la convenance des lieux de soins de la PTME

La convenance et le confort des lieux de soins sont des éléments importants de la dimension dite non technique de la qualité des soins. Le test de dépistage pour le VIH en général et dans le cadre de la PTME en particulier doit se faire en toute confidentialité avec le consentement éclairé de la cliente.

La majorité des patients enquêtés dans le DS de Bagasola se disent satisfaits des conditions de prestations de la PTME lors des entretiens semi-directifs. C'est ainsi que deux mères au foyer âgées respectivement de de trente ans, et de vingt-huit, toutes deux sans niveau d'instruction, ménagères et musulmanes ont tenu ces propos :

« Je suis satisfaite du lieu de dépistage parce qu'on me reçoit bien là (…..), je suis satisfaite de la salle car quand vous êtes à l'intérieur, personne ne vous voit personne ne vous entend parler » **(Enq30).**

« Je suis satisfaite parce qu'on m'a accueilli dans un lieu propre avec discrétion, on m'a donné une place assise, j'ai été consultée, dépistée et on m'a donné des médicaments » **(Enq28).**

Toutefois ces affirmations sont à prendre avec réserve, car nous avons constaté que les activités de CPN ont lieu dans la salle de consultation curative déjà trop exiguë et qui jouxte la salle d'accouchement. Ainsi les clientes venues pour la CNP, les parturientes et les malades désirant recevoir des soins curatifs se chevauchent devant ces deux salles, ce qui n'a pas manqué de faire de mécontents parmi certains patients. Un conjoint âgé de 46 ans, ayant un niveau d'instruction primaire, relais communautaire de religion musulmane, venu accompagné son épouse pense que :

« La place est restreinte pour les femmes. Il faut une salle de consultation ; une salle d'accueil avec de l'eau à boire pour les malades. Il faut avoir une salle uniquement pour les accouchements » **(Enq37).**

Il est important de souligner que la présence de l'infirmier interprète, un natif de Bagasola, pourrait avoir influencé les réponses de nos enquêtés.

5.3. La dimension organisationnelle de l'offre des soins de la PTME

5.3.1. L'organisation des services

La dimension organisationnelle de l'offre de soins porte sur les conditions dans lesquelles les prestataires fournissent leurs services, et prend en compte cinq aspects : l'accessibilité, l'intégralité ou l'étendue des services, la coordination du système de prise en charge, la continuité et la globalité des soins. Les deux derniers aspects caractérisent un épisode de soins tandis que les trois premiers se situent au niveau de l'organisation des services.

➢ **L'accessibilité aux soins de la PTME**

▪ **L'accessibilité financière.**

La mise en œuvre de la PTME dans le DS de Bagasola s'effectue dans le cadre de la politique nationale de santé en vigueur et dans un contexte d'instauration depuis 2007 de la gratuité de la prise en charge des personnes vivant avec le VIH. Dans l'ensemble des structures sanitaires que nous avons enquêtées, la gratuité des services de la PTME a permis de lever la barrière financière, quand nous savons que l'accessibilité est un élément déterminant de la décision de recours aux soins de santé. Ce que témoigne la quasi-totalité des clients de la PTME rencontrés. Tous les prestataires soutiennent également que les activités de la PTME se font dans le cadre absolu de la gratuité des soins.

Notons que, cette gratuité n'est pas toujours une réalité sur le terrain puis qu'elle ne prend pas en compte certains coûts indirects des soins : l'exemple du dépistage du VIH dans les centres de santé. Le test de confirmation qui ne se pratique qu'après positivité du premier test ne peut se faire qu'au niveau du laboratoire de l'hôpital de district. Les patients ayant été révélés positifs au premier test dans les centres de santé, sont référés à l'hôpital de district et doivent se prendre en charge en ce qui concerne le transport. A ce propos, un agent technique et responsable d'un centre de santé, s'exprime en ces termes :

« Si on arrive à les référer à l'hôpital de district, on les oriente, et ils peuvent aller eux-mêmes et puis, ils font le test de confirmation et ils reviennent. De fois ils se font accompagner, mais les frais de transport et autres, c'est à leur charge » **(Enq40).**

- **L'accessibilité géographique**

Tous les centres de santé enquêtés sont accessibles toute l'année sur le plan géographique, mais seulement il se pose un problème de distance entre le centre de santé et certains villages. Un membre de l'équipe cadre, médecin s'exprime à propos:

« (…) et puis la longue distance entre le CS et certains villages, ne permet pas à certaines femmes de se rendre au CS pour faire leur consultation prénatale. Et avec l'insécurité de BOKOHARAM, il y'a moins de déplacements des femmes dans certaines zones. Une chose que j'ai oublié aussi : les zones insulaires, ce n'est pas facile, qu'on puisse avoir l'accès pour aller faire la sensibilisation où bien que les femmes puissent se déplacer pour venir dans le centre de santé à cause de l'insécurité. »(Enq20).

Par ailleurs le problème de l'insécurité a amené le gouvernement à décréter l'état d'urgence qui constitue un facteur limitant les mouvements des populations, et celles-ci ne peuvent pas facilement avoir accès à une structure sanitaire au moment opportun.

- **L'accessibilité socio-culturelle**

Les résultats de nos travaux ont révélé une existence des pesanteurs socioculturelles (le recours à l'autorisation du conjoint pour se rendre dans une structure sanitaire, l'ignorance, l'analphabétisme), réputées constituer un obstacle sérieux à l'utilisation des services de la PTME dans le district sanitaire de Bagasola. Dans notre étude, certaines femmes qui ont volontairement pris la décision de se faire dépister ont souvent demandé l'avis de leurs conjoints avant de le faire.

Cependant, certains conjoints enquêtés nous ont fait comprendre qu'il n'est pas obligatoire pour une femme de demander l'avis de son mari avant de faire le dépistage au VIH, alors que d'autres soutiennent qu'il faut nécessairement recourir à l'avis du conjoint pour le faire.

Deux conjoints respectivement cultivateurs de 48 ans et éleveur de36 ans, tous deux sans niveau d'instruction, et musulmans, ainsi qu'un autre de niveau d'instruction primaire âgé de 38 ans, cultivateur tout aussi musulman nous ont fait ces trois récits :

« Oui (….) grâce à la sensibilisation par les relais communautaires, les femmes ont compris de plus en plus et elles vont elles-mêmes faire le test sans demander l'avis du mari » **(Enq18).**

« A mon avis, normalement c'est le mari qui autorise la femme d'aller à l'hôpital faire le dépistage au VIH» **(.Enq59).**

« Il faut que les femmes demandent toujours lavis de leurs maris pour faire le dépistage du VIH ; et c'est pour éviter les conflits dans les foyers. Selon moi, je préfère que ma femme me consulte avant qu'elle ne fasse le dépistage au VIH». **(Enq34).**

- ➢ **L'intégralité des services de la PTME**

Pour répondre aux besoins des patients de la PTME, le guide national a décrit tout un paquet d'activités à mettre en œuvre et ce conformément aux quatre piliers à savoir : la prévention primaire de l'infection à VIH, la prévention des grossesses non désirées chez les femmes infectées par le VIH, la prévention de la TME et enfin le traitement, les soins et la prise en charge des femmes infectées, de leurs nourrissons. Force est de constater que dans l'ensemble des structures enquêtées, seules les deux premières composantes sont couramment exécutées, certains aspects comme le soutien psychosocial qu'il faut apporter aux patients séropositifs sont pratiquement inexistant par manque de personnels qualifié dans le domaine.

Le non-respect de cette directive de la PTME limite l'atteinte des objectifs fixés et compromet ainsi la performance du programme, car il ne lui assure pas des soins de qualité du moment où l'intégralité des services recommandés par le guide national de la PTME n'est pas disponible. Le récit de ce responsable de centre de santé, agent technique de santé en est une preuve :

« Non, ce n'est pas tous les services qui sont disponibles. Ceux qui sont disponible, c'est le détermine qui est là, il y'a les ARV et c'est tout. C'est ce qui est disponible. On ne pratique pas toutes les activités de la PTME dans ce centre. » **(Enq41)**

> **La coordination des services de soins**

Les services dans le cadre d'une intervention ne peuvent continuer à fonctionner et à produire des effets escomptés, s'ils ne sont pas bien coordonnés. Ainsi dans la mise en œuvre des activités de la PTME dans le district sanitaire de Bagasola, des cadres de concertations, existent et réunissent les différents acteurs. Notre étude nous a permis de constater que la coordination des activités sanitaires en général, se fait à plusieurs niveaux.

Il existe alors des cadres de rencontres entre les différentes parties prenantes et coordonnées au niveau régional par le délégué sanitaire régional. A propos, un membre de l'équipe cadre de la délégation sanitaire régionale du Lac, médecin que nous avons rencontré dit ceci :

« C'est à deux niveaux : le premier niveau c'est la coordination que nous considérons comme une réunion de monitorage avec tous les médecins de districts et les points focaux pour apprécier le niveau de mise en œuvre et les goulots auxquels nous faisons face. Le deuxième niveau c'est le comité directeur de la délégation où nous invitons d'autres partenaires en dehors du système de santé qui viennent également assister à la réunion pour avoir un regard, un œil extérieur sur ce que nous faisons, donc ce sont les deux niveaux de la coordination dans le cadre la mise en œuvre de la PTME » (Enq19).

Cette coordination si bien décrite au niveau régional est peu fonctionnelle, car les comptes rendus ou les rapports de cette coordination ne sont pas disponibles.

Au niveau du district, la coordination est assurée par le médecin chef de district avec la participation des partenaires impliqués dans la mise en œuvre des activités de la PTME, mais demeure très peu dynamique. Il n'existe pas de plan d'action opérationnel pour le district, qui puisse permettre de faire une bonne planification et une mise en œuvre des activités. Les supervisons, les suivis des activités sont irréguliers, le système d'information sanitaire peu efficace, Nous avons constaté en outre une insuffisance dans la gestion des intrants, et c'est ce qui explique leurs ruptures fréquentes.

Un responsable des partenaires du DS de Bagasola en sa qualité de médecin, et un partenaire superviseur de terrain lui aussi médecin se confient respectivement à nous à travers ces deux récits :

« Pour l'année dernière (2015), il n'y a pas un plan d'action proprement dit. Nous n'avons pas pu élaborer un document final pour intégrer dans ce cadre, mais néanmoins nous sommes réunis pour établir les grands axes d'intervention. Lors d'une réunion qui a regrouper tous les partenaires de santé/nutrition et là, précisément de BAGASOLA, nous avons essayé d'analyser un peu, il y'a eu beaucoup de cas de décès dans l'année 2015, et parmi les cas de décès, il y'a eu aussi des décès maternels. (..) Et il a été question, avant tout de former le staff, donc cette formation a eu lieu au niveau du district de BAGASOLA. Mais, il y'a également le point sur le suivi et la gestion des intrants ARV et autres qui a été également évoqué lors de cette rencontre des agents de santé. C'est pourquoi, jusqu'à présent, on n'a pas su maitriser la situation pour ce qui concerne les fuites et les ruptures des ARV par ci, par-là, donc c'est le point qui nous amène encore à revoir peut être la manière de coordonner les choses ». (Enq23).

« Pour la mise en œuvre, je dois dire que pour un premier temps, il faut une implication de l'équipe cadre de district, il faut une implication de la délégation, il faut une coordination forte, un suivi rapproché, il faut vraiment avoir des outils pour la collecte des données, parce que dans chaque structure, jusqu'aujourd'hui les gens n'ont pas la capacité de remplir les outils à leur disposition. Sur les RMA nous n'avons pas tous les aspects du VIH que nous recherchons, donc ça c'est vraiment un petit handicap et un petit défi pour vraiment aller de l'avant (…)Il faut assurer un approvisionnement en intrants donc les réactifs pour le dépistage et les ARV toujours disponibles , là il faut que le district et la délégation s'approprient ce que nous sommes en train de faire, il ne faut pas qu'ils laissent seulement faire le

partenaire, mais on aimerait bien qu'ils s'approprient eux-mêmes l'activité afin d'aller de l'avant ».(Enq23).

5.3.2. La qualité lors d'un épisode de soins : la continuité et la globalité des soins

> ### La continuité des soins de la PTME

La continuité des soins n'est pas effective pour tous nos quatre centres de santé enquêtés : en effet, deux centres de santé sur les quatre font la PTME tous les jours et les deux autres ne la font qu'une seule fois par semaine. C'est ainsi que la CPN se fait seulement les vendredis au centre de santé de Nguéléa, et les jeudis au centre de santé urbain de Bagasola

Un responsable du centre de santé, infirmier diplômé d'Etat l'a si bien dit :

« Oui, nous avons dans notre centre un planning qui intègre les activités de la PTME, et la CPN se pratique chaque jeudi. Les femmes viennent très nombreuses le jour de la CPN et puis le dépistage est systématique pour la femme enceinte dans le cadre de la PTME » **(Enq39).**

Par contre dans le camp de réfugiés (CS de Darassalam) ou sur le site des déplacés internes (CS de Koulkimé), la CPN a lieu tous les jours ouvrables et ce, grâce à l'appui des partenaires humanitaires. Dans tous les quatre centres de santé, pour les jours ouvrables, la CPN n'a lieu qu'aux heures régulières de travail fixées par le ministère de la fonction publique, c'est-à-dire de 7h30 à 15h30 du lundi au jeudi et le vendredi de 7h30 à 12h. Les services de garde et de permanence n'assurent que le strict minimum des activités, et se consacrent beaucoup plus à la prise en charge des urgences.

Les principales raisons évoquées pour expliquer cette situation sont : l'insuffisance en ressources humaines qualifiées, et l'absence de source d'énergie pour l'éclairage dans tous les centres de santé. Seul, l'hôpital de district dispose d'un générateur qui assure un éclairage lui permettant de mener certaines activités à tout moment.

Cette organisation des services ne permet en aucun cas d'assurer une continuité temporelle des soins. Le fait qu'un seul agent soit formé et responsabilisé pour les activités de la PTME dans une structure sanitaire ne peut permettre d'en assurer la continuité, si ce dernier n'est pas disponible.

La continuité dans l'espace en ce qui concerne les soins de la PTME est assurée pour les patientes à travers le système de référence et contre-référence mis en place dans le district comme c'est le cas de tout autre district du pays. Aussi les patientes en déplacement et se trouvant dans le besoin des prestations de la PTME peuvent être pris en charge. Par exemple, pour les femmes enceintes séropositives devant accoucher dans une structure sanitaire, le résultat du test de dépistage est en général noté dans le carnet de la patiente en rouge, ce qui permet à tout prestataire dans le district de se rendre compte plus facilement du statut sérologique de la femme et prendre des précautions afin d'effectuer un accouchement approprié comme recommandé dans le guide de la PTME.

> **La globalité des soins**

Si l'intégration des activités de la PTME est effective à la CPN, elle ne l'est pas pour les services de la maternité et de la planification familiale, car seulement 8% des femmes utilisatrices de la PF ont accepté le dépistage pour le VIH en 2014 contre 22,2% en 2015. Ce constat nous amène à conclure que l'intégration des services de la PTME dans le PF reste encore très faible dans le district sanitaire de Bagasola.

5.4. Les résultats des activités de la PTME de 2014 à 2015 dans le DS de Bagasola

Les données issues des activités de la SR et de la PTME pour les années 2014 et 2015 ont été compilées et analysées. Nous les avons présentées sous forme d'indicateurs dans le tableau ci-dessous.

Le nombre des femmes vues à la CPN est passé de 3291 en 2014 et 4045 en 2015 soit respectivement 72,1% et 88,4%. Ces proportions sont en deçà des objectifs fixés par le programme même si elles ont connu une progression de 2014 à 2015.

Pour ce qui concerne le counseling pour le dépistage, ce sont au total 2677 femmes qui ont été conseillées en 2014 et 3688 femmes conseillées en 2015, soit respectivement 81,3% et 91,1%. A l'issu du counseling, ce sont 1363 femmes qui été finalement dépistées en 2014 et 3161 femmes en 2015, soit respectivement 51% et 85,7%. La proportion des femmes reconnues séropositives est passée de 3,8% en

2014 à 4,2 % en 2015 : la séroprévalence n'a pas connu une régression en en dépit de la mise en œuvre du programme de la PTME.

Le traitement par les ARV a concerné au total 55 femmes enceintes (103%), en 2014 contre 140 femmes enceintes (104%) en 2015. Nous avons dénombré au total 16 enfants nés de mères séropositives en 2014 contre 35 enfants en 2015, mais le traitement par ARV pour les mêmes années a concerné 13 enfants (81%) et 20 enfants (57%). La prise en charge des enfants par les ARV reste toujours très faible. Quant aux enfants nés des mères séropositives et confirmés séronégatifs, seulement 6,2% ont été rapportés en 2014 et 11,2% en 2015.

Pour l'alimentation des nourrissons, 100% de femmes en 2014 ont pratiqué un allaitement maternel exclusif protégé contre 65% en 2015.

Tableau 6 Les indicateurs des activités de la PTME du DS de Bagasola : 2014-2015

N°	Données des activités de CPN, PTME, et PF	2014		2015	
		Objectifs	Réalisés	Objectifs	Réalisés
1	Femmes vues à la CPN1.	90%	72,10%	90%	88,40%
2	Femmes enceintes vues à la CPN et conseillées.	100%	81,34%	100%	91,10%
3	Femmes enceintes conseillées et dépistées / VIH.	80%	51%	90%	85,70%
4	Femmes enceintes dépistées VIH+.		3,80%		4,20%
5	FE séropositives sous ARV, selon le protocole.	90%	103%	90%	104%
6	Partenaires de femmes enceintes conseillés et dépistés	50%	14,60%	50%	3,10%
7	F. séropositives pratiquant AME		100%		65,70%
8	FEAP utilisatrices de PF	90%	0,40%	90%	1,50%
9	FEAP utilisatrices de PF et dépisté pour le VIH.		8%		22,20%
10	Accouchements assistés	80%	24,30%	80%	36%
11	Femmes séropositives ayant accouché aux CS.	100%	30,10%	100%	26%
12	Enfants nés de mères VIH+ et confirmés séronégatifs.		6,20%		11,20%
13	Enfants séropositifs mis sous ARV.		81,20%		57,10%

(Sources ; Rapports d'activités : 2014-2015, DS Bagasola et DSR Lac)

6.   DISCUSSION DES RESULTATS DE L'ETUDE

6.1. La dimension technique de la qualité des soins de la PTME

Nous avons constaté dans notre étude que les directives contenues dans le guide nationale ne s'appliquent pas toujours ou qu'elles ne s'appliquent pas correctement dans l'exécution des activités. Les agents de santé du district en charge des activités de la PTME, bien qu'ils soient tous des agents qualifiés, n'ont pas tous reçu une formation complémentaire en matière de la PTME. Seulement deux(2) des quatre(4) responsables de centres de santé ont été formés deux(2) des sages-femmes sur six(6) au niveau de la maternité ont reçu une formation dans ce domaine. Dans l'ensemble, seulement 13 agents sur 34 (38,2%) impliqués dans les activités de la PTME ont reçu un renforcement de capacité dans le domaine, alors qu'ils sont tous appelés à exécuter le contenu du paquet minium de la PTME. Benzandry (2007) dans son étude menée au Burkina-Faso rapporte que 55% du personnel impliqué dans les activités de la PTME avaient reçu une formation. La mise en œuvre des activités de la PTME ne peut répondre aux normes requises, que si les prestataires sont en nombre suffisant et disposent d'un minimum de connaissances dans le domaine, ainsi que du matériel et d'équipements appropriés. Nos résultats sont comparables à ceux d'une étude faite de Bicaba (2010), à Nouna au Burkina-Faso où il affirme que le personnel en charge des soins de la PTME accuse une faiblesse au niveau de la formation et était en nombre insuffisant.

Dans le DS de Bagasola, l'insuffisance ou l'absence de supervision en matière de la PTME font que le personnel n'a pas suffisamment d'aptitudes à appliquer correctement les directives et les normes de la PTME, et par conséquent il est difficile d'admettre que ces prestations se font dans les règles de l'art. Nos constats sont les mêmes que ceux faits par Touré, (2007) lors d'une évaluation de la PTME au Sénégal, qui soutient que l'amélioration du programme peut bien se faire à condition de procéder à un renforcement des capacités des prestataires notamment en counseling, le renforcement de la supervision axée sur l'amélioration de la qualité des services.

Notons également, que les connaissances scientifiques à elles seules ne sauraient garantir la qualité des soins d'un service de santé, mais, il faut aussi de la technologie. Par manque de réactifs appropriés la prise en charge des nouveau-nés ne se fait pas normalement parce que leur dépistage ne se fait pas à six semaines comme recommandé par les directives mais seulement à dix-huit mois et quand le test s'avère positif, le nouveau-né commence son traitement avec trop de retard. La prise en charge des nouveau-nés ne se fait donc pas conformément aux normes et directives de la PTME. Nos résultats sont loin de ceux obtenus par Wedraogo (2006), Coulibaly & Al (2006) qui ont rapporté dans leurs travaux faits respectivement au Burkina-Faso et en côte d'ivoire que le dépistage à la PCR des enfants nés des mères séropositives se faisait bien à six semaines après leur naissance. Aucun enfant né de mère séropositive n'a été dépisté à la PCR dans les six premières semaines de sa vie alors que pour l'OMS (2015),le pourcentage d'enfants nés de mère séropositive qui ont subi un test virologique pour le VIH au cours de leurs deux (2) premiers mois de vie est un indicateur majeur pour la qualité de leur prise en charge . Ainsi le non-respect du délai de dépistage chez les nouveau-nés, à 18 mois au lieu de 6 semaines constitue un écart net entre ce qui est planifié et ce qui se fait par les prestataires. Champagne & Al, s'appuyant sur les travaux de Philip Crosby (1984), ont désigné la qualité comme étant l'adéquation entre le processus existant et le processus requis.

6.2. La dimension non technique de la qualité des soins

Martinez, (2001) pense que le développement des connaissances scientifiques et des compétences techniques ne suffit pas pour assurer la qualité, car les capacités relationnelles du prestataire sont capitales et intègrent différents éléments comme l'écoute, le tact, l'empathie, la sensibilité, la confidentialité mais aussi l'information du patient sur sa maladie et la prise en charge proposée. Ce dernier point sous-tend la possibilité de choix éclairés pour le patient. Ce qui n'est pas le cas dans notre étude où nous avons constaté que le consentement éclairé du client n'est pas systématiquement recherché pour le dépisté lors de la CPN, ainsi 10 patients sur 49 se sont faits dépistés pour le VIH sans en être informés par insuffisance de communication. Cette manière de faire constitue un vice de procédure dans la pratique du counseling et de ce fait n'obéit pas aux normes et directives de la PTME. De ce fait, nous pensons que les soins fournis aux patients dans le DS de Bagasola ne correspondent pas aux normes professionnelles de bonnes pratiques définies par Champagne & Al, (2009). Pour l'OMS (2012), un dépistage obligatoire ou forcé constitue une violation des droits de l'homme et compromet les bonnes pratiques. Ce fait traduit aussi la nature de la relation qui existe entre les clients et les prestataires dans les structures sanitaires : C'est également le point de vue de Kaboré (2014), pour qui, les mauvaises relations entre prestataire et bénéficiaire des soins sont réputées contribuer à l'insuffisance de la qualité des services de soins de PTME dans le DS de Baskuy au Burkina-Faso.

Fournier (1995) l'a souligné en disant que les comportements des personnels de santé des formations sanitaires publiques sont régulièrement associés au mécontentement ou rejet par les patients de ces structures.

Un autre élément qui fait partie des aspects dits non techniques de la qualité des services est l'environnement physique dans lequel se déroulent les soins de la PTME dans ce district. Lors de notre étude nous avons observé que ces lieux ne garantissent pas souvent la discrétion, pour les patientes. Par exemple, dans le centre de santé de Nguéléa, la salle de la CPN où se déroulent aussi les activités de la PTME ne permet pas de garantir une discrétion, car la dite salle est très exiguë et sa devanture est érigée en lieu d'attente pour les patientes. Le même constat a été fait par Kaboré (2014) qui a reconnu que le conseil pour le dépistage du VIH pour la PTME se déroule dans un environnement qui ne garantit pas de discrétion pour les patientes.

Cependant, nos enquêtés déclarent dans l'ensemble entre satisfaits, mais il s'agit pour nous des récits qu'il faut prendre avec réserve car la présence de l'interprète, un agent de santé pourrait avoir influencé leurs réponses.

A la lumière de ces constats, nous sommes amenés à conclure que le counseling pour le test de dépistage ne se pratique pas toujours conformément aux normes et directives de la PTME, et par conséquent ce n'est pas un counseling de qualité.

La propreté des locaux où se pratique les soins de la PTME fait également partie intégrante des aspects dits non techniques de la qualité des soins. Dans le district sanitaire de Bagasola, par exemple, elle n'est guère satisfaisante pour l'ensemble des centres de santé enquêtés. L'hygiène des locaux est à déplorer dans les quatre centres de santé, pourtant Safety & others, 2010 ont reconnu qu'un soin propre est un soin plus sûr. En revanche, à l'hôpital du district sanitaire de Bagasola, la propreté des lieux est assurée avec l'appui du partenaire (IMC). D'une manière générale, nous constatons que les normes ne sont pas toujours respectées en matière de propreté des lieux de services.

6.3. L'organisation des services pour assurer la continuité et la globalité des soins

6.3.1. La continuité des soins offerts aux bénéficiaires de la PTME

La continuité des soins offerts aux patients pour être effective doit se faire à la fois dans le temps et dans l'espace :

Les prestations de la PTME qui se font au décours de la CPN ne se font pas en général de façon continue dans le district sanitaire de Bagasola. La CPN n'a lieu qu'une fois par semaine dans certains centres de santé (Nguéléa et Bagasola), et en plus, l'organisation dans tous les centres de santé enquêtés ne permet pas la continuité des soins après les heures et ou journées ouvrables (absence des services de garde et de permanence). L'insuffisance en ressources humaines qualifiées et l'absence d'éclairage pour mener les activités la nuit sont les deux principales raisons avancées pour expliquer cette discontinuité dans les soins. Nos résultats rejoignent ainsi ceux de Kabore, (2014) qui concluent que la discontinuité de soins de la PTME était due à l'insuffisance de ressources humaines et à la coupure d'électricité.

Nous avons aussi relevé la discontinuité dans la prise en charge des patients par manque d'appareil CD4 au laboratoire de l'hôpital de district de Bagasola alors que l'OMS (2014) a recommandé de rendre disponible la numération des CD4 et les ARV au niveau des soins primaires et dans les consultations prénatales où sont donnés la majorité des soins pour les rendre continus.

6.3.2. La globalité des soins : l'intégration des services (PF, Maternité, ACC)

Les services de SR/PTME ne sont pas toujours intégrés au niveau des centres de santé du DS de Bagasola et par conséquent le paquet de services complet pour les femmes et les enfants n'est pas toujours offert en même temps et au même endroit.

L'intégration de la PTME dans les activités de la PF est très faible dans le DS de Bagasola, car 8% seulement des femmes utilisatrices de la PF ont suivi la PTME en 2014. La cause serait la non systématisation du dépistage pendant les séances de planning familial, tandis que lors de la CPN, elle est effective .Gruénais et Al. (2011) ont trouvé des résultats similaires dans leurs travaux au Burkina-Faso. Les résultats de nos travaux rejoignent également ceux obtenus par Issen & Nkurunziza, (2013) dans une étude menée en Afrique Sub-saharienne et qui concluent que la prévention primaire de l'infection à VIH chez les FEAP, la prévention des grossesses non désirées chez les femmes vivant avec le VIH et les soins aux enfants vivant avec le VIH ont connu de faibles performances.

Pour Orne-Gliemann (2005) dont les travaux menés au Zimbabwe ont rapporté des constats similaires, il s'agit pour le personnel de santé impliqué dans l'offre de services de PTME de maximiser chaque contact de santé (conseil pré/post-test, conseil en nutrition infantile, visites de suivi) avec les femmes (quel que soit leur statut sérologique) pour leur faire bénéficier de l'ensemble des services dont elles pourraient avoir besoin, que ce soit en termes de prévention, de soins ou de soutien.

Dans les structures sanitaires enquêtées, les prestataires des soins de la PTME sont des infirmiers diplômés d'Etat, des agents techniques de santé, des sages-femmes diplômées d'Etat, des laborantins et des médecins généralistes. Cependant, il n'y a pas de personnel qualifié pour l'exécution des certaines activités, notamment celles en rapport avec le quatrième pilier du programme qui préconise l'accompagnement des mères séropositives ainsi que leur soutien psychosocial. Les soins des quatre piliers ne sont pas donc globalement fournis aux bénéficiaires conformément au guide du programme de la PTME. Nos résultats rejoignent ceux de Kaboré (2014), qui affirme que les clients admis pour un épisode de soins dans le cadre de la PTME, ne recevaient pas globalement les soins des quatre piliers comme le recommandent les directives de la PTME au Burkina-Faso.

6.4. L'organisation de l'offre de soins de la PTME dans le DS de Bagasola

6.4.1. L'accessibilité aux soins de la PTME

➤ L'accessibilité financière

Les activités de la PTME dans les structures sanitaires de Bagasola se font conformément à la politique nationale de santé, qui a rendu gratuits les soins de la santé de reproduction. Nos enquêtés ont dans l'ensemble reconnu que les soins de la PTME sont gratuits, en dehors de quelques ruptures en médicaments qui peuvent qui peuvent survenir les obligeant à en acheter le temps que les structures sanitaires soient ravitaillées. Nos constats corroborent ceux de Tarda, (2011) pour qui la barrière financière a été levée au Tchad avec l'instauration de la gratuité des soins dans le domaine de santé de la reproduction. Il faut aussi noter que la politique de la gratuité telle que mise en œuvre ne prend pas en compte la totalité des frais inhérents aux soins lors d'un épisode de maladie. Ainsi les charges indirects, par exemple les coûts relatifs au transport des malades lors d'une référence pour des examens complémentaires (CD4, radiographie pulmonaire, autres examens biologiques etc.) à l'hôpital régional de Bol incombent entièrement aux malades.

➤ L'accessibilité géographique

Les quatre centres de santé enquêtés sont accessibles toute l'année sur le plan géographique. L'accessibilité reste un facteur déterminant dans l'utilisation des services de santé, ce qui a amené Fournier (1995), à penser que la sous-utilisation des services de santé modernes est attribuée pour une large part à la moindre accessibilité géographique de ces services, notamment en milieu rural

Si l'accessibilité géographique ne pose pas de problème, en revanche le contexte sécuritaire constitue de fois un obstacle pour l'accès aux soins pour les populations. Les conflits armés qui surviennent souvent dans la région du Lac-Tchad, ont amené le gouvernement à instaurer l'Etat d'urgence entrainant une limitation des mouvements des populations (pas de circulation après 18h). Ce qui par moment peut empêcher la population d'avoir accès aux services de soins de la PTME

Aussi faut-il noter que la difficulté d'accès aux soins de la PTME dans certains centres de santé du district est due au temps d'attente très long, à cause des activités de la CPN concentrées sur une seule journée dans la semaine. Pour les malades, le temps d'attente de soins est un élément non négligeable de la qualité des soins.

➤ L'accessibilité socio-culturelle

Les facteurs socio-culturels (l'analphabétisme, l'ignorance) ont été identifiés comme des facteurs entravant la mise en œuvre des activités du programme de la PTME. Le recours à l'avis du conjoint par la femme pour accéder aux soins dans un centre de santé est un fait réel et continue d'exister.

6.4.2. L'intégralité des services pour répondre aux besoins

L'intégralité des services offerts dans le cadre de la PTME suppose l'existence de tous les services conformément aux quatre composantes de la dite PTME décrite dans le guide. L'objectif du programme quant à la réduction de la TME du VIH ne peut être atteint si l'intégralité des services n'est pas disponible.

Cependant, l'offre de services pendant la grossesse, l'accouchement et le postpartum pour prévenir la transmission du VIH chez les femmes séropositives à leurs enfants, a bénéficié d'une plus grande attention avec des résultats assez satisfaisants même si ces résultats restent insuffisants. Par contre la prévention primaire de l'infection à VIH chez les femmes en âge de procréer, la prévention des grossesses non désirées chez les femmes séropositives et les soins aux enfants vivant avec le VIH ont connu de faibles performances. C'est ce qui nous amène à conclure que les résultats obtenus dans la mise en œuvre du programme de la PTME dans le district sanitaire de Bagasola diffèrent d'une composante à une autre. Ce résultat rejoint celui de Issen & Nkurunziza, (2013) qui ont souligné dans leurs travaux que les progrès enregistrés sont loin d'être uniformes d'un volet de la PTME à un autre et d'une zone géographique à une autre.

Il en est de même pour le soutien psychosocial et l'accompagnement communautaire qui n'existent qu'en théorie dans les quatre structures sanitaires enquêtées dans le DS de Bagasola, il en résulte une discontinuité dans la prise des ARV et un allaitement maternel prolongé qui augmentent considérablement les risques de la TME : Meda (2010) le confirme en disant que la charge virale, l'immunodépression avancée et l'allaitement maternel prolongé constituent les trois déterminants clés de la transmission mère enfant du VIH.

6.4.3. La coordination des activités de la PTME

Selon l'UNICEF (2012), une meilleure coordination des interventions et des professionnels de santé travaillant dans la PTME permettrait d'avoir une meilleure visibilité au niveau national et une meilleure orientation des interventions vers les populations les plus défavorisées.

Dans notre étude, nous avons constaté l'absence du plan d'action opérationnel au niveau du district. Des cadres de concertations avec les partenaires et les responsables sanitaires existent, mais demeurent très peu dynamiques car les rapports ou les comptes rendus des rencontres ne sont pas disponibles. En somme, nous avons constaté une insuffisance dans la coordination des activités de la PTME au DS de Bagasola. Bicaba (2010) dans son étude au Burkina-Faso a fait un constat différent du nôtre en évoquant l'existence d'un plan d'action au DS de Nouna, des cadres de concertations, la présence des responsables du programme de la PTME à tous les niveaux, ainsi qu'une communication à travers une flotte téléphonique entre les différents niveaux du DS. Parlant de l'insuffisance de la coordination, une des conséquences majeures est la rupture fréquente en intrants pour les soins de la PTME constatée dans le DS de Bagasola alors que l'UNICEF (2012) dans son rapport d'activités fait remarquer que la disponibilité des intrants dans les sites permettrait d'améliorer la performance de la PTME avec moins de ruptures dans les services.

6.5.   Les résultats des activités de la PTME de 2014 à 2015

Les résultats que nous présentons sont issus des activités menées par le DS de Bagasola, avec l'appui des partenaires humanitaires (UNICEF, OMS, UNFPA, MSF et IMC) entrés en action en fin d'année 2014 dans le cadre de la riposte à la crise humanitaire survenue dans le nord de la République du NIGERIA suite aux exactions de la secte BOKO-HARAM et qui a occasionné l'arrivée des populations nigérianes dans le district .

Les résultats de notre étude montrent une faible fréquentation de la CPN par les femmes enceintes avec une participation de 72,1% en 2014 et 88,4% en 2015. La proportion des femmes enceintes vues à la CPN et ayant pratiquées le test de dépistage pour le VIH dans le cadre de la PTME est aussi très faible même si des efforts ont été fournis et que ce taux a connu des progressions passant de 51% en 2014 à 85,7% en 2015, pour un objectif de 80% de femmes à dépister. Ces progrès, il faut le noter sont imputables aux interventions des multiples partenaires en appui dans le DS de Bagasola. Notons que nos résultats sont aussi au-dessus de ceux obtenus dans l'étude de Touré (2007) menée au Sénégal où le taux d'acceptation du test de VIH chez les femmes enceintes était estimé à 51% et le taux effectif des dépistés pour le VIH est de 22,5% (Touré, 2007).Quand à Meda (2010), le constat est que les femmes enceintes ne se font pas tester pour le VIH: sur 41 pays en développement, le pourcentage de femmes testées est inférieur à 20% pour 21 pays, ce même taux se situe entre 20% et 49% pour 13 pays

Pour les conjoints, l'objectif est de dépister au moins 50% des maris. Mais, seulement 14,6% en 2014 et 3,1% en 2015 des conjoints avaient été dépistés dans le cadre de la PTME rejoignant les résultats de Kaboré (2014) au Burkina-Faso pour qui, des efforts immenses restent à faire du côté de l'adhésion des partenaires des femmes enceintes au test de dépistage du VIH, et que malgré une tendance à la hausse de la proportion des partenaires des femmes enceintes dépistés, les performances restent encore faibles au DS de Baskuy (5,11% en 2011 ; 6,93% en 2012 et 10,37% en 2013).

La faiblesse de ces indicateurs peut s'expliquer par les difficultés évoquées en lien avec l'accessibilité aux soins, la continuité des soins, la globalité et même l'intégration des services. Si la proposition du dépistage est rendue systématique pour toute femme admise à la CPN , elle ne l'est pas pour la planification familiale, qui intègre aussi faiblement les activités de la PTME (Gruénais & Al., 2011).Ainsi sur 101 femmes qui ont utilisé la PF en 2014, seulement 8 femmes se sont dépistées, et sur les 369 femmes qui ont fait recours à la PF en 2015, seulement 82 femmes se sont fait dépistées. Ce qui donne respectivement pour les années 2014 et 2015 des proportions de 8% et 22,2%.

La prévalence contraceptive de l'ordre de 0,4% en 2014 et de 1,5% en 2015 est ainsi très faible dans le district sanitaire de Bagasola, nettement en déca du résultat obtenu par UNICEF (2012) dans une étude au Burundi où la prévalence contraceptive était de 21%, même si ce taux était jugé insuffisant. Nous pensons aussi qu'une bonne sensibilisation des communautés en faveur de l'utilisation des services de la santé de reproduction en général et de ceux de la planification familiale en particulier s'impose pour inverser la tendance.

La couverture en accouchement assisté est tout aussi faible quoi qu'elle soit en progression, passant de 24,3% en 2014 à 36% en 2015. La proportion des femmes séropositives ayant bénéficié d'un accouchement assisté est très faible, avec 30,1% en 2014, elle est passée à 26% en 2015. Les facteurs socioculturels, notamment : l'analphabétisme, l'influence du conjoint sur le recours aux soins de santé par la femme, les problèmes en lien avec l'accessibilité aux soins, sont autant d'éléments qui peuvent expliquer le faible taux d'accouchement dans les structures sanitaires.

Les taux de couverture en ARV chez les femmes séropositives en 2014 et en 2015, sont respectivement de 103% et 104%, (> 100%) à cause de l'afflux massif des réfugiés venus de la République du Nigéria et installées dans le DSB, les femmes ayant commencé leur traitement ARV depuis leur pays d'origine sont venues s'ajouter à celles du DSB : c'est ce qui explique les taux élevés des femmes sous ARV dans le district.

La situation reste cependant très peu reluisante pour leurs nourrissons même si les taux de couverture en ARV sont de 81% en 2014 et de 57% en 2015. Ces données sont loin en deçà de celles trouvées par Bicaba dont les pourcentages d'enfant ayant reçu la prophylaxie ARV complète en 2008 et en 2009 sont respectivement de 93,75% et 100%.

Partant du constat que très peu des femmes séropositives accouchent dans les structures sanitaires, on peut affirmer sans risque de se tromper qu'un nombre important des enfants nés des mères séropositives n'a pas reçu les ARV, alors qu'il est possible de stopper les nouvelles infections à VIH parmi les enfants et de maintenir leurs mères en vie si les femmes enceintes vivant avec le VIH et leurs enfants ont accès, quand il le faut, à des médicaments antirétroviraux salvateurs et de qualité, pour leur santé, ou à une prophylaxie pour stopper la transmission du VIH pendant la grossesse, l'accouchement et l'allaitement (OMS, 2012).

Le programme de la PTME est une intervention à même de protéger environ 95% des enfants de la contamination par le VIH quand ceux-ci sont nés des mères séropositives, mais dans notre étude, nous constatons que seulement 6,2% des enfants nés des mères séropositives ont été testés séronégatifs en 2014 et 11,2% en 2015. Nos résultats sont loin de ceux obtenus par Coulibaly & Al. (2002), pour qui la PTME est à même de réduire à 5% la transmission du VIH de la mère à l'enfant. L'insuffisance, voir l'absence du dépistage des enfants dans le district sanitaire de Bagasola peut expliquer en partie cette situation.

L'allaitement maternel exclusif reste le mode le plus utilisé pour l'alimentation des nouveau-nés au vu des résultats de notre travail, pourtant la contamination postnatale qui survient au décours d'un allaitement prolongé par les mères séropositives expose dangereusement les nourrissons au virus du VIH. Ainsi en 2014 et en 2015, ce sont respectivement 100% et 65,7% des femmes séropositives qui ont pratiqué l'allaitement maternel exclusif. Par ailleurs, nous savons que dans notre contexte l'allaitement maternel se pratique au-delà de 18 mois.

Dans le cas des pays développés où, dans le contexte de l'infection à VIH, l'allaitement maternel est déconseillé au profil du substitut de maternel (SLM), les taux de transmission mère-enfant du VIH, en l'absence de toute autre intervention, se situent à environ 25 %. Dans les pays en développement, où l'allaitement maternel est généralisé et prolongé au-delà de 18-24 mois, les taux de Transmission du VIH dépassent 40 % (Meda, 2010). Une défaillance dans le processus d'accompagnement psychosocial des femmes et une insuffisance dans l'encadrement des femmes pour l'alimentation de leurs nourrissons pourraient conduire à une telle situation (pratique de l'allaitement maternel exclusif prolongé à cause des us et coutumes).

Au terme des travaux, nous avons identifié quelques forces et quelques faiblesses qui nous ont permis de faire quelques suggestions pour contribuer à l'amélioration de la qualité des soins dans ce DS.

7.   POINTS FORTS ET POINTS A AMELIORER

L'appréciation de la qualité des soins que nous avons menée dans le DS de Bagasola nous a permis de dégager un certain nombre d'acquis mais aussi d'identifier quelques faiblesses que nous restaurons dans les lignes suivantes :

7.1. Les points forts

1.   La gratuité des soins de la SR/PTME.

2.   L'existence d'un cadre institutionnel (CNLS) pour la coordination des interventions

3.   La présence des humanitaires en appui au district sanitaire.

4.   L'existence d'un guide national de la PTME et d'un plan d'action pour la DSR Lac prenant en compte les activités du programme de la PTME.

5.   La détermination du personnel à continuer de mener les activités en dépit du contexte sécuritaire dégradé.

7.2. Les points à améliorer

1.   Insuffisance en personnel qualifié pour la mise en œuvre adéquate des activités.

2.   Rupture fréquente en intrants et en ARV.

3. Insuffisance dans la prise en charge des enfants notamment dans le dépistage précoce par PCR à six semaines après la naissance.

4. Pratique de l'allaitement maternel prolongé persistante.

5. Insuffisance de Formations continues pour le personnel en charge des activités de la PTME

6. Insuffisante dans la sensibilisation des populations en faveur de l'utilisation des services de la SR/PTME (CPN, PF, Accouchement, CDV etc.).

7. Absence de l'appareil CD4 à l'hôpital de district de Bagasola pour le suivi des malades séropositifs.

8. Discontinuité des activités de la SR (la CPN a lieu une fois /semaine dans 10 centres de santé sur 12).

9. Insuffisance dans le soutien psychosocial des femmes séropositives et leurs familles.

10. Faible fréquentation des services de la PTME par les conjoints.

11. Absence d'un plan d'action opérationnel pour le district sanitaire de Bagasola.

12. Insuffisance des supervisions pour les agents en charge du programme PTME.

13. Cadres de concertation peu dynamiques à tous les niveaux.

14. Insuffisance dans les infrastructures pour la mise en œuvre correcte de la PTME.

8. SUGGESTIONS

Au terme de notre étude et tenant compte des difficultés rencontrées dans la mise en œuvre des activités du programme de la PTME dans le district sanitaire de Bagasola, en vue de contribuer à l'amélioration des activités du programme pour l'atteinte de ses objectifs, nous suggérons ce qui suit :

8.1 Au ministère de la santé publique

1. Construire des centres de santé répondant aux normes pour une bonne mise en œuvre des activités.

2. Renforcer le district sanitaire en toutes catégories de personnel qualifié pour la mise en œuvre des activités de la PTME.

8.2 A la coordination nationale du programme de la PTME

1. Procéder à une formation et /ou recyclage de tous les agents impliqués dans les activités de la PTME, sur le guide de la PTME.

2. Fournir au district les intrants afin de lui permettre de dépister précocement les enfants nés des mères séropositives.

3. Doter le district sanitaire en appareil pour le dosage de CD4.

4. Superviser régulièrement le DS de Bagasola

8.3 Aux acteurs du DS de Bagasola :

1. Superviser régulièrement les agents dans les structures sanitaires afin de les aider à améliorer les prestations de la PTME.

2. Faire la CPN au quotidien dans tous les centres de santé afin de renforcer les activités de la PTME.

3. Faire une bonne organisation des services afin d'assurer d'une part la continuité et la globalité des soins, et d'autre part de rendre disponible dans les formations sanitaires le paquet complet d'activités recommandé par le guide de la PTME.

4. Apporter un soutien psychosocial conséquent aux femmes séropositives afin de les amener à faire une observance de la thérapie ARV, d'améliorer leur alimentation et celle de leurs enfants (déconseiller l'allaitement maternel prolongé chez les mères séropositives).

5. Faire une utilisation systématique du guide de la PTME lors des prestations en matière de la PTME.

6. Impliquer les leaders d'opinion en occurrence les chefs traditionnels, religieux et coutumiers dans la sensibilisation des femmes et des hommes en faveur de l'utilisation des services de la santé de reproduction en général et ceux de la PTME en particulier.

7. Redynamiser les cadres de concertations à tous les niveaux, en rédigeant à chaque fois les comptes rendus et le plan de suivi pour les recommandations qui en découlent, en collaboration avec tous les partenaires du DS.

8. Elaborer un plan d'action opérationnel pour le district avec la participation de tous les partenaires et y prendre en compte les activités de la PTME.

CONCLUSION

La présente étude a porté sur l'évaluation de la qualité des soins du programme de la PTME dans le district sanitaire de Bagasola au Tchad. Ce programme vise en effet à réduire la transmission de la mère à l'enfant du VIH en vue de son élimination, et permettre ainsi aux femmes infectées par le VIH de prendre la décision de concevoir si elles le désirent un jour. L'analyse de la qualité a été faite selon le cadre d'analyse de la qualité proposé par Champagne & Al., (2009) décrit dans revue de la littérature. Il s'agit d'une étude qualitative faite selon une approche pluraliste. Cette étude a montré que les prestations dans le district sanitaire de Bagasola ne se font pas toujours ou sont très peu en conformité avec les normes, même si quelques progrès ont été enregistrés en 2014, notamment dans la couverture en CPN1 qui est de 72% avec 51% des patientes dépistées pour le VIH, et seulement 14,6% des conjoints dépistés. Les progrès constatés dans les indicateurs à partir de 2014 peuvent être imputés à l'action menée par le gouvernement et ses partenaires venus pour la riposte à la crise humanitaire survenue dans cette localité. L'étude a révélé aussi que l'objectif premier du programme qui est protéger les enfants des mères séropositives pour la TME du VIH est loin d'être atteint, car seulement 6% d'enfants ont pu naitre sans contamination. Leur prise en charge pose également problème du moment où leur dépistage ne peut se faire dans le délai requis qui est de six semaines après la naissance : ce qui a pour conséquence le retard dans le traitement par les ARV. Le même constat est fait pour la prise en charge des adultes, car le laboratoire de l'hôpital de district ne dispose d'appareil CD4 pour le suivi des malades sous traitement antirétroviral.

Au regard des résultats, les activités relatives à la prevention primaire et au soutien psychosocial des patients infectés présentent également de faibles performances. Les soins ne sont pas souvent offerts dans le respect de la dignité humaine c'est-à-dire avec très peu de courtoise, et peu d'empathie envers les patients.

La coordination des activités de la PTME connait assez des insuffisances et une des conséquences majeures est la rupture fréquente des intrants.

Les prestataires que nous avons rencontrés sur le terrain éprouvent d'énormes difficultés pour mener à bien les activités dans le domaine de la PTME : il existe une insuffisance du développement des compétences techniques à travers des formations continues et des supervisions, la disponibilité du protocole ainsi que des intrants pour leur permettre de produire des soins de qualité. Les soins de la PTME ne sont pas seulement fournis de manière discontinue, mais pas dans leur intégralité à cause des ruptures fréquentes en intrants et l'insuffisance en ressources humaines pour la mise en œuvre des activités. Aucune structure sanitaire du DS ne met donc en œuvre la totalité des activités conformément aux quatre piliers comme le recommande le guide national du programme de la PTME. L'insécurité qui prévaut dans la localité, a entraîné l'instauration de l'état d'urgence et pose ainsi un problème d'accessibilité, car elle limite les déplacements des populations vers les structures de santé pour recevoir les soins. Ces constats nous amènent à conclure à une faiblesse dans la qualité des soins de la PTME offerts dans ce district sanitaire. Au vu de tous ces manquements constatés lors de cette évaluation qui se veut formative, nous avons fait des suggestions pour améliorer les insuffisances et consolider ce qui se fait bien afin de contribuer à l'amélioration de la qualité des soins de ce programme dans le DS de Bagasola.

REFERENCES BIBLIOGRAPHIQUES

1. Amomwichet, P., Teeraratkul, A., Simonds, R.J., Naiwatanakul, T., Chantharojwong, N., Culnane, M., Tappero, J., W. , Kanshana, S. (2002). *Preventing Mother-to-Child HIV transmission the first Year of Thailand's national program. Thailand.* Consulté *le 17 mars 2016 sur le site : https://www.researchgate.net/.../11281259_**Amornwic**.*

2. Benzandry, D. (2007). *Evaluation du projet de prevention de la transmission du VIH/SIDA de la mère à l'enfant au niveau du district sanitaire du secteur 30, (Mémoire de master en santé et population, ISSP), Ouagadougou, p53.*

3. Bicaba, W R. (2010). *Evaluation de la mise en œuvre de la prévention de la transmission mère-enfant du VIH (PTME) dans le district sanitaire de Nouna (Diplôme Inter Universitaire de l'Université de Cocody Abidjan, p48)*

4. Champagne, F., Contandriopoulos, A., Hartz, Z., & Brousselle, A. (2009). *L'évaluation: concepts et méthodes. Montréal :* Presses de l'Université de Montréal. p301.

5. Conseil National de lutte contre le SIDA au Tchad. (2012). *Rapport d'activité sur la riposte au SIDA au Tchad p48.*

6. Conseil National de lutte contre le SIDA au Tchad. (2014). *Plan d'accélération de la riposte nationale au SIDA*, p156.

7. Conseil National de lutte contre le SIDA au Tchad. (2014). *Rapport D'activités Sur La Riposte Au Sida Au Tchad,* p45.

8. Coulibaly, M., Noba, V., Rey, J. L., Msellati, P., Ekpini, R., Chambon, J. F., & Malkin, J. E. (2006). « Evaluation d'un programme de prevention de la transmission mere-enfant du VIH à Abidjan, Côte d'Ivoire1999-2002» in *Médecine tropicale,* 66(1), pp53–58.

9. FOURNIER, P., & S HADDAD. (1995). « *Les facteurs associés à l'utilisation des services de santé dans les pays en développement* », *dans Hubert Gérard et Victor PICHE, éd. La sociologie des populations. 1995*, p289-325.

10. Gruénais, M., Ouedraogo, D., & Ouedraogo, S. (2011). *La stratégie « opt out » dans la PTME au Burkina Faso. Ouagadougou. site Consulté e 10 janvier 2016.www.anrs.fr/.../GRUENAIS-résumé-ANRS-14%20janvier%202011.pdf*

11. Issen, D., & Nkurunziza, T. (2013). « Prévention de la transmission mère enfant du VIH/SIDA en Afrique Sub-saharienne » dans *African Health Monitor, 2013*, OMS p23-26.

12. Jacob, S., & Rothmayr C. (2009) « analyse des politiques publiques » dans Valery Ridde et Christian Dagenais, *Approches et pratiques en évaluation de programme*, les presses de l'université de Montréal, p 67-86.

13. Kaboré, S. (2014). *Analyse situationnelle de la qualité des services de soins de prevention de la transmission mere-enfant du VIH : cas du district sanitaire de Baskuy, Burkina Faso. (Mémoire de master en santé et population, ISSP), Ouagadougou*, p101.

14. Kedote, M. (2012). *Analyse d'implantation du programme de prévention de la transmission du VIH de la mère à l'enfant au Bénin. (Thèse de doctorat en médecine)*, Université de Montréal.p229

15. Langlois, P. (2015), *La qualité des soins et la sécurité des patients : une priorité mondiale*. Québec, p42

16. Martinez, F. (2001). Approche conceptuelle de la qualité des soins *in «Les principes généraux de la qualité». Consulté 21 mars 2016 à l'adresse http://www.hcsp.fr/hcspi/explorecgi/ad351 -778.pdf*. p28.

17. MEDA, N. (2010). « Prévention de la transmission mère- enfant du VIH : état des lieux et nouvelles stratégies », *Transcriptases, VIH et virus des hépatites* n° 143, *vih.org/revue/*transcriptase*s*-143-*vulnerabilites*, site consulté le 08 mai 2016).

18. Ministère de l'Economie, du Plan et de la coopération internationale. (2013),*Troisième Enquête sur la Consommation et le Secteur Informel au Tchad* (ECOSIT3), P143

19. Ministère des Finances, de l'Economie et du Plan. (2006). *Enquête sur la Consommation et le Secteur Informel au Tchad - ECOSIT II p 125)*

20. Ministère des Finances, de l'Economie et du Plan. (1998). *Enquête démographique de santé. Tchad (EDST I)* p24.

21. Ministère des Finances, de l'Economie et du Plan. (2009). *Recensement général de la population et de l'habitat Tchad (RGPH II),* p121.

22. Ministère des Finances, de l'Economie et du Plan. (2004). *Deuxième Enquête Démographique et de Santé Tchad EDST-II* .p26.

23. Ministère de la Santé Publique. (2013). *Annuaire des statistiques sanitaires.* Tome A Tchad, p218.

24. Ministère de la Santé Publique. (2011). *Programme national de prevention de la transmission mere - enfant du VIH 2011-2015.*, Burkina Faso, p51.

25. Ministère de la Santé Publique. (2005). *Rapport enquête séroprévalence VIH Tchad,* p102.

26. Ministère de la Santé Publique. (2012). *Plan national d'élimination de la transmission du VIH de la mère a l'enfant au Tchad, p66.*

27. Ministère de la Santé Publique. (2015) .*Guide pratique de la prevention de la transmission du VIH de la mere a l'enfant et de prise en charge de l'enfant ne de mere séropositive.* Ministère de la santé publique, P 27.

28. Nadeau, M.-A. (1988). *L'évaluation de programme: théorie et pratique (2e éd). Québec: Presses de l'Université Laval.* site consulté le 13 mai 2016 www.cvm.qc.ca/.../Thèmes/Changement%20en%20éducation.

29. OMS. (1981). *Evaluation des programmes de santé : principes directeurs pour son application dans le processus gestionnaire pour le développement sanitaire national,* p52.

30. OMS. (2012). *Plan Mondial Pour Eliminer Les Nouvelles Infections à VIH Chez Les Enfants à L'horizon 2015 Et Maintenir Leurs Mères En Vie. World Health*

Organization, www.unaids.org/.../20110609_JC2137_Global-Plan-Elimination-HIV-C.site consulté le 11 juin 2016, p48.

31. OMS. (2014). *Prévenir la transmission du VIH mère-enfant. Site consulté le 12 février 2016.sante-medecine.journaldesfemmes.com.*

32. OMS. (2015). *Rapport d'activités 2015 sur la riposte au sida dans le monde,* p236.

33. ONUSIDA. (2013). Fiche d'information mondiale, objectif: zéro, p4.

34. OR, Zeynep et Laure Com-ruelle. (2008). *La qualité des soins en France : comment la mesurer pour l'améliorer ?* .Paris, Institut de recherche et documentation en économie de la santé, collection « Document de travail », DT n° 18, Décembre 2008, *www.irdes.fr/EspaceRecherche/.../DT19QualiteDesSoinsEnFrance.pdf* site consulté le 03 Mai 2016.

35. Orne-Gliemann, J. (2005). Thèse. *Défis à la mise en œuvre de la prévention de la transmission mère-enfant du VIH en Afrique australe. Le cas d'un district rural du Zimbabwe. Université Victor Segalen-Bordeaux II,* p31.

36. Pineault, R., & Daveluy, C. (1990). *La planification de la santé: concepts, méthodes, stratégies (5. impression). Montréal u.a: Édition Agence d'ARC,* p480.

37. Porteous, N. C. (2009) « la construction du modèle logique d'un programme » dans Valery Ridde et Christian Dagenais, *Approches et pratiques en évaluation de programme,* les presses de l'université de Montréal, p87-105.

38. Ridde, V. & Dagenais, C. (2009). *Approches et pratiques en évaluation de programme.* [Montréal, Québec]: Presses de l'Université de Montréal, p 358.

39. Roemer ,M.I, Montoya ,C. (1989), L'évaluation et l'assurance de la qualité des soins de santé primaires dans publication offset n° 105, OMS , p80.

40. Safety, W. P., Organization, W. H., & others. (2010). *Résumé des recommandations de l'OMS pour l'hygiène des mains au cours des soins,* p68.

41. Sombié, I. (2006). *Analyse de la politique de décentralisation du système de santé du Burkina-Faso, (Mémoire de master en santé et population, ISSP), Ouagadougou*, p56.

42. Tarda, M. (2011). *Evaluation de la qualité des soins obstétricaux et néonatals d'urgence à l'hôpital de la mère et de l'enfant de l'enfant de N'Djamena-Tchad*, p67.

43. Touré. (2007). *Etude évaluative de la mise en œuvre du programme de prévention de la transmission mère enfant du VIH dans les sites PTME du District Sanitaire de Kolda.docx. Sénégal.* site consulté le 11 février 2016 www.ised.sn/.../99-étude-évaluative-de-la-mise-en-œuvre-du-programme-de-PTM.

44. UNICEF. (2012). *Analyse des goulots d'étranglement et des disparités dans la mise en œuvre des interventions de la ptme au Burundi*, p62.

45. USAID. (2006). *pour les services de prévention de la transmission du VIH de la mère à l'enfant : (recueil d'outils auxiliaire du guide COPE®)* p110.

46. Wedraogo, A. (2006) *Analyse de la mise en œuvre du programme de la transmission Mère enfant du virus au centre médical saint Camille, (Mémoire de master en santé et population, ISSP), Ouagadougou* p62.

<h1 style="text-align:center">Sommaire</h1>

www.ingramcontent.com/pod-product-compliance
Lightning Source LLC
Chambersburg PA
CBHW040854110726
48005CB00001B/62